EL ADVAITA TÁNTRICO

Energizando No-dualidad

PETER MARCHAND

Copyright © 2022 Peter Marchand

Todos los derechos reservados.

Publicado de forma Independiente por Peter Marchand - Bélgica.
www.leela-yoga.org

Este libro es parte de un proyecto de comunicación sobre el Advaita Tántrico que ha sido respaldado por numerosos seguidores a través de la plataforma de financiación colectiva Kickstarter.

Imagen de portada de Peter Marchand - los tres dibujos de polvo de colores en las cenizas de la chimenea ritual representan las tres formas principales de energía, consulte el Capítulo 7.

Aum

Gajananam bhootganadhisevitam

Kapitthya jamboo phalasaara bhkshanam

Umasutam shokavinashkarakam

Namami vighneshwar padpankajam

Aum

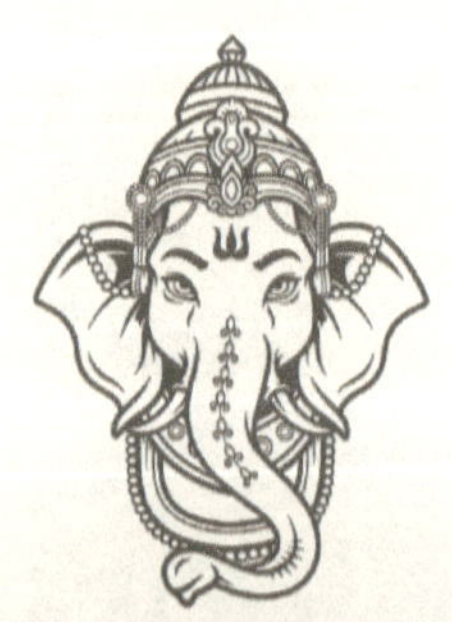

INTRODUCCIÓN

No-dualidad significa "no-dos", una comprensión que está más allá de los opuestos, cuando todo se percibe como uno. A través de la consciencia no dual podemos cumplir nuestro deseo de paz, lo que requiere que retiremos nuestra atención de las dualidades inquietas y siempre cambiantes de la vida. En cambio, nos enfocamos en un estado de ser puro inmutable, no dual y pacífico. Si bien este ser puro o consciencia impersonal ha recibido muchos nombres, aquí nos referiremos principalmente a él como el Ser Interior. La no-dualidad se conoce originalmente como el *Advaita*, que es la filosofía central de todo el yoga y la meditación. Lo exploraremos completamente en el primer capítulo de este libro.

La palabra *Tantra* es asociada estos días por la mayoría de los occidentales con una sexualidad más espiritual[1], mientras que la palabra básicamente significa cambiar nuestra energía[2]. El *Advaita Tántrico* es el conocimiento sobre la energía no dual del Ser Interior, un aspecto importante pero a menudo pasado por alto de la no-dualidad. El *Advaita Tántrico* también se conoce como la filosofía central de la antigua tradición del *Tantra Yoga*[3].

Cuando pensamos, leemos o escuchamos a alguien hablar sobre el Ser Interior, con bastante facilidad saboreamos esa probada de eseidad pura. Ese sensación se experimenta como un sentimiento de beatitud, el cual es una energía. Pero cuando termina esa gran conferencia o termina el libro, el sentimiento de beatitud se pierde fácilmente. Y cuando se

---

[1] El sexo tántrico es una rama bastante pequeña del Tantra, donde la energía sexual tiene un propósito espiritual.

[2] Tantra de la raíz *"Tanu Vistare"* significa "expandir" al "tejer" juntas diferentes energías y el conocimiento sobre ellas. Véase también el Anexo 1 sobre terminología más relacionada.

[3] El *Tantra Yoga* busca la unión de la energía y consciencia no dual.

pierde ese sentimiento particular de pureza del ser, el ser mismo puro se percibe como perdido. El *Advaita Tántrico* nos enseña cómo comprender y utilizar estos cambios para recuperar la energía única del Ser Interior y conservarla.

En realidad, nunca podemos perder el Ser Interior, ya que siempre está en nuestra presencia[4], pero definitivamente podemos sentir que lo hemos perdido. Por lo tanto, cuando se pierde el sentimiento de beatitud, podemos intentar recuperarlo alejándonos de cualquier emoción desagradable y enfocándonos en nuestra consciencia del Ser (Interior) no dual. Pero si de alguna manera u otra no podemos hacerlo, el *Advaita Tántrico* ofrece las respuestas sobre cómo encontrar nuestro camino de regreso al Ser Interior cambiando conscientemente nuestra energía. Además, el *Advaita Tántrico* ofrece muchos medios para mantener de forma duradera el sentimiento del Ser Interior dentro de nuestra energía. El *Advaita Tántrico* por lo tanto energiza la práctica de la no-dualidad, para que podamos disfrutar verdaderamente de la vida en una pura eseidad.

Para la mayoría de las personas que intentan practicar la no-dualidad, cuando ese sentimiento de eseidad pura parece perdido, no es porque no lo "entiendan". Hablando intelectualmente, el Ser Interior puede ser fácilmente comprendido, incluso por los niños. Cuando perdemos la beatitud, tampoco es por falta de tratar de aferrarnos a ella, porque, vaya que lo intentamos. La razón principal por la que perdemos tan fácilmente la sensación de eseidad pura es porque nuestra energía y, por lo tanto, nuestros sentimientos, están siempre cambiando de forma natural. Nuestra energía incluso a menudo se bloquea en el proceso y cuando nos sentimos atrapados en una emoción desagradable, la beatitud parece realmente muy lejana.

La forma en que se enseña predominantemente la no-dualidad en estos días, se enfoca completamente en la "no-práctica" de mantener la consciencia no dual. Los maestros tienden a impedir que el buscador use cualquiera de las otras prácticas[5], que, sin embargo, siempre han sido

---

[4] Más acerca de esto en el Capítulo 1.

[5] Esto se refiere principalmente a los maestros occidentales, pero también se puede ver que afecta a los practicantes en la India, aunque la comunidad espiritual general ahí conoce muy bien el valor de las prácticas antiguas debido a sus continuas experiencias con ellas.

parte de las antiguas tradiciones yóguicas. Cualquier ruta alternativa hacia el Ser Interior se presenta generalmente como un juego ilusorio del ego, una distracción del objetivo más esencial.

Los maestros modernos de la no-dualidad han sido mayormente influenciados por algunos grandes maestros de *Jnana*[6] del siglo anterior, con Sri Ramana Maharishi y Nisargadatta Maharaj como los ejemplos más conocidos. Sin embargo, su énfasis en el camino directo del "no hacer" llevó a un desequilibrio particular dentro de la cultura india. Con demasiada frecuencia, las personas se distraían tanto con las prácticas más enérgicas, que la práctica más esencial de mantener la consciencia del Ser Interior se perdía bastante[7]. Los profesores occidentales de no-dualidad ponen el mismo énfasis en el no hacer, quizás incluso con más entusiasmo, en una cultura que apenas conoce algún tipo de práctica. Esto lleva lógicamente al desequilibrio opuesto al que estamos presenciando hoy. Deja a muchos practicantes de la no-dualidad atrapados en conseguirlo sin sentirlo. Aún así, algunos maestros parecen creer que toda la tradición yóguica surgió por error.

Por favor, entiéndase que Nisargadatta Maharaj y Ramana Maharishi me han inspirado durante décadas y realmente admiro cómo los maestros modernos de no-dualidad han promovido la consciencia del Ser Interior durante muchos años. Significa el cambio de paradigma más importante que la cultura occidental ha estado experimentando desde hace mucho tiempo. Si planteo preguntas en este libro sobre algunas de las formas en que se han presentado el Ser Interior y los caminos, es principalmente para ampliar el tema, permitiéndole evolucionar y madurar más. Por un lado, todavía hay muchos que no tienen ninguna idea acerca del Ser Interior y cuya atención necesita ser retirada con bastante fuerza de la ilusión de la individualidad y la dualidad. Por otro lado, están aquellos que han entendido principalmente el evangelio sagrado del Ser Interior y ahora necesitan formas viables de vivir la

---

[6] *Jnana Yoga* es el yoga del verdadero conocimiento, ver también el Capítulo 10.

[7] También el Buda y más tarde Shankara señalaron desequilibrios similares, por lo que realmente es una discusión bastante antigua y naturalmente recurrente. El Budismo Zen también influyó en muchos maestros occidentales de no-dualidad, con una enseñanza simple que parece opuesta a las formas Tántricas del Budismo Tibetano.

no-dualidad como individuos. Para aquellos, el *Advaita Tántrico* aplicado como *Jnana Tántrico*[8] proporciona muchos métodos prácticos.

Mi búsqueda de las enseñanzas del *Advaita Tántrico* más esenciales se desencadenó originalmente por algunas pistas encontradas con Ramana y Nisargadatta. Al igual que su antiguo predecesor Shankara, entendieron bastante bien el *Advaita Tántrico* y lo promovieron hasta cierto punto[9]. En las palabras del mismo Ramana, si la consciencia del Ser Interior parece difícil de encontrar, primero se puede probar con alguna respiración, algún *mantra*, o alguna otra práctica más enérgica. Y si incluso eso no funciona para calmarnos lo suficiente, sugiere que podríamos necesitar unas vacaciones. Es así que quedó claro que trabajar con la consciencia y trabajar con la energía, incluso en las formas más básicas, son complementarias. Una práctica no tiene por qué excluir a la otra. Se pueden alternar o usar simultáneamente. La consciencia de la diferencia permite un equilibrio adecuado entre estas dos formas principales de trabajar con el Ser Interior. Mientras enfocamos nuestra consciencia en sí misma, también armonizamos nuestra energía.

A decir verdad, en la sabiduría obtenida de mi primer y principal maestro Harish Johari[10], nunca ha habido oposición entre trabajar con energía o con consciencia. La pregunta solo surgió años después de que dejó su cuerpo. Darme cuenta de la complementariedad de ambos enfoques me hizo embarcarme en la misión para comprender la no-dualidad a través del *Advaita Tántrico* con la mayor claridad

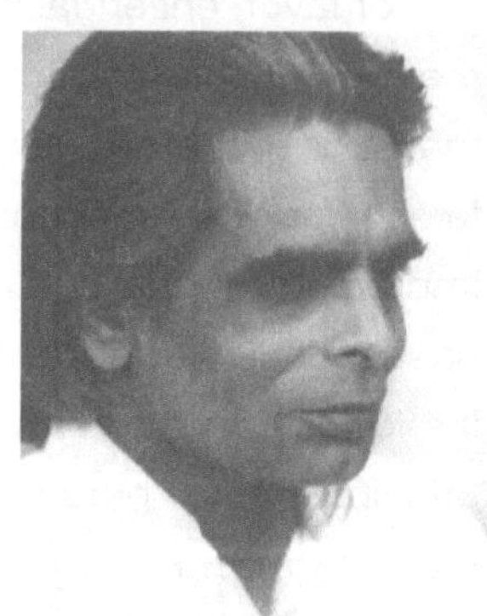

imagen 1. - Harish Johari

---

[8] *Jnana Tántrico* es la práctica actual de la no-dualidad en consciencia y energía.

[9] Véase el Anexo 3.

[10] Tuve la suerte de conocer a Harish Johari, un autor, maestro y artista fabuloso, cuando yo solo tenía 20 años. Hasta que dejó su cuerpo en 1999, no escuché a ningún otro maestro más que a él. Para más información sobre *Dada* (Harish Johari) visite www.sanatansociety.org.

posible.

Como el trabajar con nuestra energía solo se entiende realmente haciendo, me convertí en un practicante de sanación tántrica hace aproximadamente una década. Esta práctica de sanación espiritual y energética tiene su origen en la tradición chamánica nepalesa[11], que descansa sobre una base del *Tantra Yoga* practicada por el sanador. Estas curaciones han sido de gran ayuda para mis alumnos en la resolución fundamental de problemas emocionales de largo tiempo, junto con sus consecuencias físicas. Todo lo que encontré como cierto en esta práctica, confirmó completamente las enseñanzas de Harish Johari[12]. Sin embargo, pasaron muchos años antes de que me atreviera a poner la consciencia más intuitiva de los misterios tántricos que así adquirí[13], en las palabras bastante racionales compartidas aquí.

Las escrituras tántricas suelen ser relativamente secretas y prefieren el simbolismo a la razón para comunicar los misterios de la energía no dual[14]. Lo que sigue es un intento de alinear la ciencia tántrica original de la no-dualidad con la racionalidad típica que se encuentra en las enseñanzas modernas sobre la no-dualidad. La comprensión más esencial en el *Advaita Tántrico* se refiere a las semillas o potenciales que están ocultos dentro del Ser Interior, desde los cuales se manifiesta todo el universo. Estas semillas también nos ofrecen los principales métodos energéticos con los cuales regenerar el sentimiento de no-dualidad y volver sobre el camino de regreso al Ser Interior, que es el tema central de este libro. Esto incluye la comprensión tántrica de cómo estas semillas crean las múltiples dimensiones dentro del universo, en las que nuestras almas individuales permanecen apegadas por siempre. Por lo tanto, la totalidad de la tradición yóguica se revela como originaria del Ser Interior, reduciendo la ilusión de una brecha entre la no-dualidad y otras prácticas.

---

[11] Como Nepal nunca fue conquistado de forma duradera por los británicos, el Tantra siguió siendo parte de la cultura dominante, mientras que en la India fue empujado más hacia los márgenes de la sociedad bajo el dominio británico.

[12] Aunque todos los libros de Harish Johari tocan el tema del Tantra de alguna manera, la principal obra de referencia es "Tools for Tantra", Harish Johari, Destiny Books 1988.

[13] Véase también el Anexo 4.

[14] Véase también el Anexo 2.

El deseo de escribir sobre el *Advaita Tántrico* se origina en gran medida de la interacción personal con los estudiantes y también con los pacientes en mi práctica de sanación espiritual. En los últimos años he experimentado un fuerte aumento de personas que están principalmente deprimidas porque malinterpretaron la filosofía no dual y se estancaron en su no-práctica. Tanto los profesores como los alumnos son responsables de este desequilibrio. ¿Quién no ama al médico que lo cura todo con una sola "no-pastilla"? Sin embargo, los practicantes de posturas de yoga, respiración, *mantra* o meditación no deben confundirse acerca de si todo eso es útil en el camino espiritual o si es solo una distracción producida por el ego. Tal confusión es contraproducente, incluso si la gente, por supuesto, se distrae fácilmente.

Espero que con esta introducción al *Advaita Tántrico*, se pueda acelerar un poco el paso de esta fase bastante natural para aprender a lidiar con nuestra no-dualidad. Entonces, la belleza de la consciencia del Ser Interior puede ser verdaderamente respaldada por la totalidad de la ciencia védica, yóguica y tántrica, que es exactamente la razón por la cual fue creada.

Peter Marchand

NOTA SOBRE EL USO DE LOS TÉRMINOS EN SÁNSCRITO:

Para facilitarle la lectura a las personas que están menos familiarizadas con el sánscrito, la mayoría de los términos sánscritos se han traducido, siempre que se haya podido encontrar una traducción bastante sencilla. Sin embargo, en esos casos, el término sánscrito original también se da como una nota al pie de página para referencia adicional, así como para los lectores que ya los conocen.

Para algunas palabras sánscritas, simplemente no hay una traducción clara disponible, porque el concepto en sí mismo no existe ni en el idioma ni en la cultura. Aparte de palabras ya bastante familiares como "Yoga" o "Karma", solo unas pocas palabras sánscritas como "Gunas" o "Kundalini" que parecen difíciles de traducir, se usan en el cuerpo de este libro.

Como el alfabeto latino solo tiene 26 caracteres, mientras que el sánscrito tiene 46, la escritura correcta de las palabras sánscritas en el alfabeto latino es un tema de mucha discusión. Por ejemplo, "Yoga" se escribe "Yog" en sánscrito, pero la "g" que se usa al final de la palabra incluye una "a" que en realidad suena como la primera "o" en "trozo". Es complicado. En su mayoría, he tratado de usar los caracteres que parecen guiar al lector hacia la pronunciación correcta.

CONTENIDO

RECONOCIMIENTOS

Gratitud hacia el Ser Interior, ya que sin él este mundo no tendría sentido.

Agradecimiento entonces también a los maestros de la Consciencia del Ser Interior, que me han guiado con tanta compasión.

El crédito total aquí se debe al Ser Interior, como lo es a mi primer maestro Harish Johari, quien moldeó mi comprensión como ningún otro.

Gratitud a la vida, permitiéndole a este niño el tiempo dedicado a la escritura auspiciosa. Gratitud a la madre y al padre de la vida. Gratitud a quienes alimentan el amor por los tres. Gratitud a las tradiciones yóguicas y tántricas.

Agradecimiento por el apoyo especial y sincero de Michael Warshaw, Rebecca Daldini y Régine Deruyver.

Agradecimiento a los numerosos patrocinadores de todo el mundo que apoyaron el proyecto "Advaita Tántrico" a través de la plataforma de financiación colectiva Kickstarter.

Agradecimiento a estas maravillosas personas, que me brindaron comentarios inspiradores sobre el contenido de algunas de las primeras versiones: Elena Viklokova, Eric Bennewitz, Evgeny Dziatko, Michael Warshaw, Palatine Gentils, Pieter Weltevrede, Rebecca Daldini, Rudy Kuhn, Schehrzade Syed, Shiv Sagar, Stephanie Rees Squibb, Sven Horn y Tanya Gordon Golad.

Agradecimiento especial a Rodrigo Elizondo por actuar como patrocinador de esta traducción al español, realizada por Daniel Santillanes.

Cualquier error restante es mío.

1

VERDAD NO DUAL

Las dualidades se encuentran naturalmente en todas partes del universo. Aparecen cuando se encuentra un contraste entre dos opuestos. En la naturaleza experimentamos el verano y el invierno, la noche y el día, lo grande y lo pequeño, el silencio y el sonido, etc. Muchas de esas dualidades también se encuentran en nosotros mismos, como en pensamientos y sentimientos, siendo felices o infelices, activos o inactivos, masculinos o femeninos, pacífico o inquieto. Todas las acciones que emprendemos en la vida están destinadas de alguna manera a cambiar el equilibrio entre algunas de estas dualidades. Queremos más de esto o menos de aquello, dedicamos un tiempo interminable a pensar cómo lograrlo y nos sentimos felices o infelices según el resultado de nuestras acciones. Por lo tanto, naturalmente vivimos nuestras vidas en un estado de consciencia que se centra en la dualidad.

Sin embargo, cada vez que buscamos la paz, solo se puede encontrar en la consciencia no dual, donde desaparece el juego inquieto de los opuestos. El Ser Interior no dual es nuestra eseidad consciente más pura, que podemos experimentar más claramente cuando detenemos nuestro proceso de pensamiento en la meditación. Incluso en esa ausencia de pensamientos, todavía existimos y sabemos que existimos, lo que revela que la consciencia existe más allá del pensamiento. Y mientras el pensamiento siempre crea dualidades, esa existencia pura parece más allá de la dualidad, una verdadera Unidad. Y mientras nuestros pensamientos cambian constantemente, el testimonio consciente que se encuentra más allá se experimenta como si nunca cambiara. Como no tiene dualidades, no puede cambiar.

La búsqueda de la verdad absoluta sobre nosotros mismos, el universo y todo, ha sido reducida por la filosofía yóguica a la búsqueda de aquello que nunca cambia. Cualquier cambio no puede ser absolutamente cierto, ya que parece desaparecer, como un espejismo en el desierto. Sólo lo que nunca cambia puede verse como absolutamente cierto, siendo entonces todo lo demás, como mucho, relativamente cierto. Como no puede cambiar, el Ser Interior es visto como la verdad absoluta. Es lo que realmente somos, nuestra verdadera esencia[15]. *Yoga* significa buscar la unión de la no-dualidad[16], para que todo se una como uno.

Cualquier investigación sobre la naturaleza del universo revela fácilmente que cualquier cosa que encontremos allí siempre está cambiando. Asimismo, al observarnos a nosotros mismos nos encontramos con que nuestro cuerpo, sentimientos, pensamientos, personalidad, etc. nunca permanecen igual. La única verdad que nunca cambia se encuentra entonces en nuestra consciencia pura, que siempre observa todo lo que sucede dentro y fuera de nosotros. Esta eseidad verdadera se experimenta como permaneciendo completamente inalterado por cualquiera de los cambios que se presencian fuera de él. A menudo se compara con la pantalla de una sala de cine, que permanece blanca independientemente de las lágrimas o los besos que aparecen sobre ella. Nuestra consciencia pura es, de hecho, nuestro estado más natural, pero tendemos a identificarnos con lo que sucede en la pantalla, olvidando que somos la pantalla. Mientras observamos las cosas que suceden en la pantalla de la consciencia, no podemos ser esas cosas.

Este sentimiento de "yo soy y sé que soy" se revela entonces como nuestra existencia más esencial. Sin embargo, las palabras se quedan cortas al indagar sobre la naturaleza misma de esta consciencia existencial[17]. Podemos explicarlo más fácilmente como que no es esto o aquello[18], pero decir lo que realmente es, sigue siendo bastante imposible. La no-dualidad está verdaderamente más allá de las palabras y, sin embargo, todavía podemos tener una idea de ella, mientras leemos entre líneas.

---

[15] Para una comprensión más detallada sobre el tema del Ser Interior, véase también "The Yoga of Truth – The Ancient Path of Silent Knowledge" por Peter Marchand, Destiny Books 2007.

[16] *Yoga* se refiere a la palabra raíz "yugo", una barra de madera llevada sobre ambos hombros para unir y equilibrar dos objetos opuestos, como baldes.

[17] Véase también el Anexo 5.

[18] Conocida como la práctica de *"Neti, Neti"*.

ESEIDAD CÓSMICA

Las cualidades están directamente relacionadas con las dualidades. La cualidad de algo se expresa como más grande o más pequeño que otra cosa, más caliente o más frío, más o menos oscuro, etc. Cuando sentimos la eseidad del Ser Interior, especialmente en la meditación más profunda, no podemos decir que es viejo o joven, estúpido o sabio, feliz o infeliz, grande o pequeño, oscuro o claro, masculino o femenino, etc. Está más allá de todas esas cualidades o dualidades.

Las cualidades son lo que da una forma particular a cualquier cosa. Al no tener cualidades, el Ser Interior es esencialmente sin forma. Aparece como un vacío, que sin embargo, no está del todo vacío, ya que está lleno de existencia consciente. La naturaleza sin forma del Ser Interior es difícil de captar para nuestra mente conceptual, que siempre piensa en términos de dualidades, formas y cualidades. Sin embargo, cuando la mente está tranquila, aún podemos sentir esa eseidad pura que existe más allá de ella, mientras que sigue siendo difícil definirlo.

Como el Ser Interior no tiene forma ni ninguna cualidad particular, no puede cambiar. Sólo las cualidades están sujetas a cambios. Así, el Ser Interior parece no ser afectado por el tiempo. Podemos preguntarnos cómo algo puede existir sin cambiar nunca y, sin embargo, aquí está, apareciendo exactamente igual el año pasado que hoy. De esta manera, el Ser Interior se experimenta como eternamente inmutable, no nacido, interminable.

Como el Ser Interior no puede cambiar, tampoco hay nada que desear, porque siempre deseamos cambiar algo. El Ser Interior no tiene deseos y tampoco podemos desear que cambie. Y puesto que no hay deseo, el Ser Interior está siempre en paz, simplemente consciente de lo que es. Cuando simplemente estamos disfrutando sentados al Sol de la mañana, es el deseo lo que nos hace dejar esa paz por otra cosa. Cuando somos conscientes de sentir el Ser Interior, podemos movernos fácilmente más allá del deseo, excepto quizás en el deseo de paz mismo.

Una mayor observación del Ser Interior dentro de nosotros trae la clara comprensión de que el Ser Interior es esencial para todo lo que hacemos.

Ya sea que caminemos o hablemos, que pensemos o sintamos, nada de lo que podamos hacer es posible sin que este testimonio silencioso suceda más allá. Ni siquiera podemos levantar la mano sin que el Ser Interior sea el observador de ese movimiento. Esa observación de lo que está sucediendo es muy necesaria para hacer cualquier cosa, porque sin ella no podemos saber lo que estamos haciendo, entonces, ¿cómo hacer algo? Por esa razón, el Ser Interior es llamado omnipotente. El Ser Interior no está haciendo nada, pero nada se puede hacer sin él. Asimismo, es omnisciente, porque sin ello nada se puede saber, aunque el Ser Interior nunca use palabras[19].

Dado que el Ser Interior se encuentra así dondequiera que algo se haga o se conozca, debe estar presente en todos. Habiendo encontrado el Ser Interior dentro de nosotros, luego descubrimos que existe también en cada ser fuera de nosotros. Detrás de cada ojo con el que nos encontramos, ese mismo testimonio debe estar allí, para que un cerdo haga lo que hacen los cerdos, y también para que un girasol o un árbol sigan la dirección del sol, por ejemplo. Por lo tanto, podemos decir que el Ser Interior es omnipresente. Existe en todas partes del universo.

Al comparar nuestro Ser Interior con el Ser Interior de un cerdo, por ejemplo, ¿cómo podemos encontrar alguna diferencia entre ellos? Como nuestro Ser Interior no tiene forma y está más allá de todas las cualidades y dualidades, no puede ser visto como más grande, más inteligente, más feliz o de alguna manera superior o inferior al de un cerdo. Comparar estos dos tipos sin forma de eseidad consciente es imposible, ya que no hay nada con qué compararlos. También podríamos tratar de comparar dos nubes invisibles. El Ser Interior aparece como totalmente impersonal, desprovisto de toda individualidad.

Así, podemos ver al Ser Interior como la Eseidad Cósmica que lo impregna todo, y en la cual todos son uno y lo mismo. En realidad, solo hay un ser mirando desde detrás de un trillón de ojos. Por lo tanto, la dualidad entre el individuo y el todo se revela como quizás la ilusión

---

[19] Parte de este poder de conocer desde el Ser Interior también viene como el "Intelecto Cósmico" o *"Buddhi"*, disponible a través de la meditación profunda y la intuición, lo cual puede producir palabras.

de separación más relevante[20]. En esencia, no hay un "yo" en oposición a un "nosotros". Somos una eseidad que es testigo de todas nuestras diversas formas internas y externas, ya sean pensamientos, sueños y sentimientos, o cuerpos físicos, trabajos y entornos.

A lo largo de la historia, la palabra "Dios" se ha utilizado con mayor frecuencia para nombrar a esta Entidad Cósmica, sin embargo, en la mente de la mayoría de las personas, esa palabra está más asociada con algún ser supremo fuera de nosotros. Como la Eseidad Cósmica existe tanto dentro como fuera de nosotros, prefiero usar la palabra "Ser Interior". Ese Ser Interior se experimenta como la ilusión del Ser "individual", pero se sabe que es igual al Ser Cósmico. Mirando a través de un microscopio, la gota no es esencialmente diferente del océano. El océano existe en cada gota.

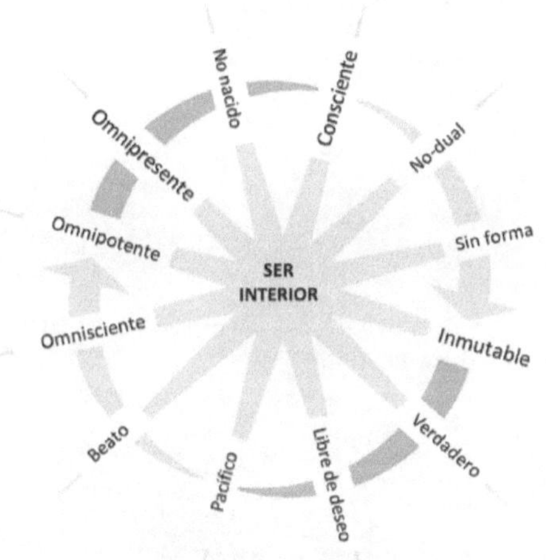

imagen 2. – "Mapa mental" del Ser Interior

Ese Ser Interior es lo que realmente somos[21]. Todos somos una consciencia no dual, sin forma y, por lo tanto, inmutable, por lo tanto verdadera y sin deseos, por lo tanto pacífica y de beatitud, siempre omnisciente, omnipotente y omnipresente, una eseidad cósmica no

---

[20] La ilusión cósmica (*Maya*), conocida también como el juego o la puesta en escena divina de la vida(*Leela*).

[21] Véase también "The Truth of *Advaita Vedanta*" youtube.com/youyoga.

nacida. Cualquier individualidad que tengamos no es muy importante en comparación con el Ser Interior y, de todos modos, siempre está cambiando. Podemos regocijarnos en el entendimiento de que siempre existimos en paz y beatitud, sin embargo, la pregunta sigue siendo ¿cómo hacer que esto sea cierto también en nuestro sentimiento cotidiano?

La práctica más asociada con la filosofía de la no-dualidad es mantener una consciencia no dual, sin hacer, sin intentar, sin pensar. Es la práctica de silenciar la mente, enfocando directamente nuestra consciencia en un estado de ser no dual. Este es el camino de *Jnana Yoga*[22], donde mantenemos un enfoque implacable en la verdad del Ser Interior, una morada continua en la consciencia silenciosa del observador. En el *Advaita Tántrico* nos damos cuenta de que la aplicación exitosa de esta técnica se puede hacer más fácil al generar simultáneamente la sensación de energía no dual en nosotros mismos.

---

[22] *Jnana Yoga* es el yoga del conocimiento verdadero, véase también el Capítulo 10.

2

SENTIMIENTO NO DUAL

Todo lo que realmente queremos es la felicidad. La búsqueda de la felicidad impulsa todo deseo y acción. Queremos más de esto o menos de aquello, con la esperanza de que nos haga más felices o al menos nos permita seguir siendo felices. Sin embargo, en algún momento comprendemos la naturaleza transitoria de cualquier felicidad que encontremos en los fenómenos siempre cambiantes de la vida. Lo que venga se tiene que ir. Podemos disfrutar de nuestro helado solo hasta que se acabe. Quienquiera que amemos ahora debe morir un día, de lo contrario podría dejarnos o volverse menos amable. Cansados de correr tras una especie de felicidad a la que siempre sigue la infelicidad, emerge el objetivo último de todo yoga y espiritualidad: ser feliz independientemente de lo que suceda.

El Ser Interior está siempre más allá de la dualidad de la felicidad y la infelicidad, porque experimenta solo la felicidad pacífica e inmutable a la que generalmente se hace referencia como beatitud. Vivir desde el Ser Interior no dual significa vivir siempre en la beatitud del Ser Interior, independientemente de las circunstancias externas. Eso es lo que buscamos en el yoga, por lo que vale la pena recordar siempre que estamos en él por la beatitud. El Ser Interior es el objetivo final del yoga, tal vez no tanto porque es lo que realmente somos, sino principalmente porque nos brinda la beatitud permanente que realmente deseamos. Si el Ser Interior solo nos proporcionara un sentimiento neutro y vacío, nadie estaría muy interesado. Sin embargo, contrariamente a lo que algunas personas parecen creer, el Ser Interior no carece de sentimientos. La sonrisa increíblemente verdadera en nuestro rostro cada vez que experimentamos el Ser Interior es una prueba completa de la beatitud que trae.

El Ser Interior se define originalmente en las escrituras como *Sat-Chit-Ananda*, ese Ser-Saber-Beatitud[23]. El Ser Interior es la eseidad verdadera, la realidad última y la verdad absoluta (*Sat*)[24]. El Ser Interior también se experimenta simultáneamente como pura consciencia silenciosa (*Chit*)[25]. Y por último, pero no menos importante, el Ser Interior también es un tipo de energía, un sentimiento de beatitud (*Ananda*)[26]. Esa beatitud no es solo un atributo, sino parte de la existencia misma del Ser Interior[27]. El *Advaita Tántrico* es el conocimiento sobre la naturaleza esencial de esa energía de beatitud. Es el verdadero sentimiento no dual, la energía del Ser Interior.

Como *Sat* o eseidad es bastante evidente para el Ser Interior en tanto que la consciencia y la energía no duales estén ahí, el Ser Interior a menudo se ve como "compuesto" de *Chit* y *Ananda*, consciencia[28] y energía[29]. Sin embargo, el Ser Interior verdaderamente existe más allá de esta dualidad esencial. La consciencia y la energía pueden aparecer como opuestos en la manifestación, como pensar versus sentir. Sin embargo, en el Ser Interior no son más que dos caras de la misma moneda, completamente inseparables. La consciencia no puede existir sin la energía, y la energía no puede conocerse sin la consciencia. Son una sola eseidad (*Sat*).

Especialmente en las enseñanzas modernas sobre la no-dualidad, el Ser Interior se reduce con mayor frecuencia a la consciencia, el conocimiento, el testigo, el observador, nombrando solo la mitad de la eseidad pura. Eso solo sirve a la idea de que la mejor manera de avanzar es enfocar esta consciencia en sí misma. Por lo tanto, excluye la energía, el *Ananda*, la beatitud de la eseidad pura, porque eso apuntaría a la opción de trabajar con nuestra energía. Se excluye esa opción práctica

---

[23] Sat-*Chit-Ananda* también se traduce como Verdad-Ser-Beatitud o Consciencia-Ser-Beatitud.

[24] *"Sat"* directamente se relaciona a *"Satya"*, que significa verdad.

[25] *Chit* es usualmente escrito como *Cit*, lo cual es más correcto pero que con facilidad lleva a una mala pronunciación, cuando no es leído en Sánscrito. La "C" sin "h" en inglés se pronuncia con un sonido de "K", como en "Cueva".

[26] *Ananda* se origina de la palabra *"Nandati"*, que significa "el se regocija"

[27] Tradicionalmente, *Satchitananda* es escrito usualmente como una sola palabra, del mismo modo que *Sat*, *Chit* y *Ananda* son uno.

[28] *"Purusha"*, que más literalmente significa "persona".

[29] *"Prakriti"*, que también significa "naturaleza primordial".

debido a que se teme que desvíe la atención del camino más directo del no hacer, el no pensar, el no intentar, etc. centrándose en un sentimiento de felicidad que puede o no ser ilusorio[30]. "No hagas, simplemente sé" es el lema, mientras que todo trabajo energético, por su naturaleza, implica un proceso de hacer, algún tipo de implicación "impura" con la dualidad. Afirmar que la eseidad absoluta es solo consciencia y excluir la energía es sin embargo, un punto de vista altamente dualista. Todo es uno en el Ser Interior, ¿verdad?

IDENTIFICACIÓN

Sentir la beatitud del Ser Interior es esencialmente una cuestión de identificación, que de hecho depende completamente de dónde enfocamos nuestra consciencia. Como dice el famoso "Padre del Yoga" Patanjali[31]: "Si el observador deja de identificarse con los cambios percibidos en la mente, el observador será él mismo". Si nos identificamos con lo que sucede fuera de nosotros, o en nuestros pensamientos y sentimientos, experimentaremos la dualidad de la felicidad seguida de la infelicidad. Si en lugar de sentir "yo soy esto" o "yo soy aquello", nos identificamos con el ser puro del "yo soy", entonces nos ofrece la beatitud que buscamos.

El ego se revela entonces como el principal obstáculo para vivir en una no-dualidad beata, ya que se define como aquel que se identifica con esto o aquello. Tendemos naturalmente a identificarnos con nuestro cuerpo, nuestra edad, nuestros sentimientos, nuestros pensamientos, nuestros trabajos, nuestra personalidad, etc. Cualquier sentimiento feliz o infeliz que encontremos en estas identificaciones nunca durará. Entonces se revela la principal práctica lógica para que el ego se identifique solo con el Ser Interior. Pase lo que pase a nuestro alrededor, cualquier sentimiento o

---

[30] El sentimiento espiritual de ligereza del *Sattva* (véase el Capítulo 7), que aunque se acerca a la beatitud del Ser Interior, es ciertamente parte de la ilusión, ya que puede ir y venir.

[31] Sri Patanjali es el antiguo autor del mundialmente famoso *Yoga Sutras* y comúnmente llamado el "Padre del Yoga".

pensamiento que surja, cualquier habilidad o conexión que encontremos en nosotros mismos, entonces todo se descarta como irreal, falso, una mera ilusión.

Esta es la práctica que se conoce como *Jnana Yoga*, el yoga del verdadero conocimiento[32]. Si bien comienza con un proceso más intelectual de comprensión de la verdad del Ser Interior, termina en la verdadera consciencia de ser el Ser Interior. Cuando esa comprensión y ese sentimiento del Ser Interior están presentes, solo necesitan mantenerse, para nunca más perderse. Sin embargo, ahí es donde la práctica de *Jnana Yoga* para la mayoría de la gente encuentra sus limitaciones. En solo un segundo, primero ese sentimiento de beatitud y luego el conocimiento pueden perderse. La vida diaria parece traer tantas oportunidades para que eso suceda.

La práctica de *Jnana Yoga* prescribe entonces volver siempre al silencio interior para volver a identificarse con el Ser Interior. Por supuesto, si se puede hacer, esa es siempre la forma más directa de disolver la ilusión de la individualidad. Además, si los pensamientos persisten de todos modos, el *Jnana Yoga* prescribe que los observemos, los cuestionemos, descubramos su naturaleza ilusoria para llevarlos al silencio y la experiencia directa del Ser Interior. Sin embargo, la mayoría de las personas tienen dificultades para mantener esto las veinticuatro horas del día.

LAS CAPAS DE LA CONSCIENCIA

La razón de nuestro control limitado sobre nuestros pensamientos y sentimientos siempre cambiantes no es un gran misterio. Especialmente el hombre moderno ha percibido predominantemente a los humanos como seres pensantes[33], lo que nos da una sensación de control al pensar lo que queremos pensar. Aquellos que nunca lo intentaron podrían incluso creer que dejar de pensar debe ser pan comido. Lo cierto es que

---

[32] Véase también "*Jnana* Technique" en youtube.com/youyoga.

[33] Esa distinción entre hombres y animales es de hecho bastante antigua, siendo que la palabra en Sánscrito para "mente" es "*Manas*", lo cual lleva en los idiomas Indo-Germánicos a la palabra "hombre".

nuestros pensamientos son bastante erráticos, ya que solo son un reflejo de los sentimientos que están en su origen. Los sentimientos y los pensamientos siempre interactúan. Somos predominantemente seres de sentimientos y, como tales, bastante complejos, ya que nuestros sentimientos se originan en muchas capas diferentes de nuestro ser.

Toda la materia está hecha de energía más o menos condensada como nos enseñó Einstein, por lo que nuestro cuerpo físico está hecho de energía. Sin embargo, más allá de esto, la ciencia yóguica revela que también tenemos varios cuerpos energéticos más sutiles[34], denominadas capas de la consciencia[35]. Cada uno de estos "cuerpos" afecta la forma en que nos sentimos:

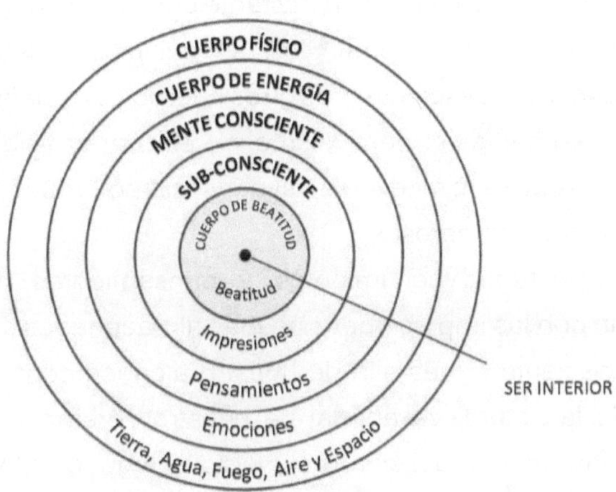

imagen 3. – Las Capas de la Consciencia.

- El cuerpo físico[36] influye principalmente en nuestros sentimientos y pensamientos a través de los neurotransmisores[37], el sistema nervioso, el cerebro y muchos más sistemas energéticos dentro de las mismas células de nuestro cuerpo. Si nos sentimos deprimidos durante algún tiempo, las células

---

[34] Véase también "The Koshas" en youtube.com/youyoga.

[35] *"Koshas"*, capas como de un fino ropaje, que oscurecen la luz del Ser Interior.

[36] *"Annamayi Kosha"*, el "cuerpo del alimento".

[37] Estas "moléculas de emoción" afectan directamente la transmisión en los patrones neuronales de nuestros pensamientos y son emocionales por naturaleza.

de nuestro cuerpo adoptarán la sensación de letargo. Si entonces hemos terminado con nuestra depresión, es posible que las células de nuestro cuerpo no lo estén. Como el cuerpo físico es el más denso, suele frenar cualquier cambio en nuestras emociones.

- El cuerpo de energía bruta[38] es donde realmente percibimos nuestras emociones brutas como el amor o la ira. Su energía puede cambiar en un instante e influye directamente en la ignorancia o sabiduría de nuestros pensamientos.

- Los pensamientos en nuestra mente consciente[39] siempre tienen un sentimiento asociado, gustos o disgustos más grandes y más pequeños. Los dos hemisferios del cerebro frontal están principalmente en juego aquí, produciendo una fluctuación bastante constante entre el pensamiento más emocional y el más racional[40]. Existen múltiples bucles de retroalimentación entre la mente consciente y los otros cuerpos. Los pensamientos temerosos pueden aumentar el nerviosismo en el cuerpo físico o en el cuerpo de energía bruta, pero viceversa, tal nerviosismo también puede respaldar los pensamientos temerosos.

- Nuestros sentimientos y pensamientos más persistentes se originan con las impresiones pasadas almacenadas en las catacumbas del sub-consciente[41], más allá de nuestro alcance consciente. Ya sea que se trate de la naturaleza animal de nuestro cerebro de reptil, la naturaleza emocional infantil del cerebro medio o algunos bloqueos profundos de vidas pasadas dentro de nuestra alma, el poder con el que el sub-consciente puede sacudir nuestra beata consciencia del Ser Interior es realmente humillante para la mente consciente.

- En nuestro mismo centro encontramos el cuerpo de beatitud del Ser Interior[42], siempre inspirándonos hacia la felicidad. A menudo se siente

---

[38] "Pranamayi Kosha", el "cuerpo de la energía vital", véase también el Capítulo 7.

[39] *"Manomayi Kosha"*, el "cuerpo de la mente".

[40] Pensamiento Solar y Lunar, véase el Capítulo 7.

[41] *"Vijnanamayi Kosha"*, el "cuerpo de conocimiento", incluyendo también el intelecto cósmico o "Buddhi" y los principales apegos del ego o "Ahamkara".

[42] *"Anandamayi Kosha"*, el "cuerpo de beatitud".

bastante fuera de alcance cuando se experimenta demasiada infelicidad dentro de las otras capas. El Ser Interior real se coloca en el "centro" de él, como en la imagen 3, aunque existe absolutamente más allá de cualquier lugar.

El desencadenamiento de pensamientos a través del cuerpo, la mente y los sentidos puede neutralizarse con bastante facilidad volviendo nuestra atención hacia el interior, lejos del mundo. Sin embargo, la mente sub-consciente sigue siendo la principal perturbación de nuestro silencio interior. No produce pensamientos directamente, sino que "eructa" continuamente una especie de sentimientos sin palabras[43]. La mente consciente luego los traduce como conceptos que conducen a oraciones de pensamientos reales a través de la asociación y el razonamiento. Detener ese proceso requiere bastante control mental. Cuanto más silenciamos la mente consciente, más tenderá el sub-consciente a llenar el vacío. Cómo silenciar la mente sub-consciente es sin duda el mayor desafío para mantener el silencio y la beatitud del Ser Interior. Por supuesto, si nuestra mente sub-consciente es de alguna manera infeliz, se experimenta como un dolor corporal y nuestra beatitud será de corta duración. Más sobre trabajar con el sub-consciente en el Capítulo 8.

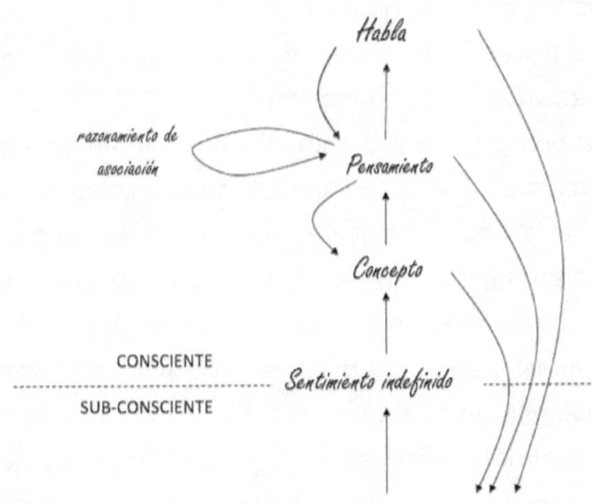

Imagen 4. – Interacción entre consciente y sub-consciente.

---

[43] *"Para"*, el primero de los cuatro modos de habla o *"Vak"*.

CAMBIANDO NUESTRA ENERGÍA

Cada vez que nuestro sentimiento pierde así la beatitud del Ser Interior, todo lo que tenemos es el poder de voluntad de nuestro ego para dejar de hablar con nuestros pensamientos, dejar de lado cualquier emoción menos beata, desidentificarse de cualquier apego que la haya causado, imponer el silencio interior y aferrarse a ello pase lo que pase. Sin embargo, nuestra fuerza de voluntad en sí misma es un sentimiento, una energía, siempre cambiante, incluso si nos sentimos más seguros al pensar de otra manera. Por mucho que intentemos valientemente mantenernos "por encima" de nuestros sentimientos, puede que no siempre sea suficiente si nos falta la energía.

Por lo tanto, la no-dualidad no debe vivirse solo dentro de la facultad de pensar de la mente. Si no podemos sentir la beatitud de forma duradera, ¿de qué sirve? ¿De qué sirve el pensamiento positivo si nuestro sentimiento no lo sigue? ¿De qué sirve no pensar si es perturbado una y otra vez por nuevos pensamientos que se originan dentro de nuestra naturaleza emocional? Solo si de una forma u otra podemos generar de forma duradera la energía del sentimiento no dual, podremos vivir realmente la no-dualidad. Como los pensamientos y la energía de nuestros sentimientos están siempre conectados, el control energético trae consigo el control mental. Por lo tanto, cambiar nuestra energía nos permite controlar mejor nuestra mente, a través de la cual el enfoque en la consciencia pura en el silencio interior se vuelve mucho más fácil.

Es una cuestión de sentido común. Cuando no hay nada para comer, podemos resolver la sensación de hambre desidentificándonos del cuerpo y volviendo hacia la beatitud del Ser Interior. Sin embargo, siempre que tengamos hambre mientras haya comida disponible, ¿por qué no comer? Entonces, ¿por qué no hacer todo lo que podamos en los diferentes niveles energéticos de nuestro ser, para que sea más fácil sentir verdaderamente una beatitud más allá de cualquier dualidad en unión total? ¿Por qué no cocinar comida realmente sabrosa si la ocasión lo permite, ya que tenemos que comer de todos modos? ¿No nos enseñaron todos los maestros del

Jnana a seguir comportándonos con naturalidad? Entonces ¿no somos también libres de tomar nuestras propias decisiones?

Una escuela de renunciantes más oscura en la India incluso opta por destruir cualquier armonía en la energía a propósito, como un último ejercicio para a pesar de todo permanecer con el Ser Interior[44]. Sin embargo, el progreso espiritual no siempre tiene que ser difícil para ser real. Tenemos la misma libertad natural para cambiar nuestra energía de modo que la eseidad no dual se vuelva un poco más fácil, por supuesto sin depender demasiado de cómo nos sentimos en un momento dado, sin demasiado apego a nuestra energía. Obviamente, esta libertad también significa que cualquiera puede elegir en cualquier momento ignorar algún sentimiento y enfocarse completamente en la verdad del Ser Interior.

El *Advaita Tántrico* energiza la comprensión y la práctica de la no-dualidad al incluir tanto la consciencia como la energía del Ser Interior. La eseidad pura (*Sat*) se reconoce tanto como una consciencia (*Chit*) como un "estado de sentir" (*Ananda*). El Ser Interior es el sonriente observador neutral, el conocimiento beato e irreflexivo. No existe simplemente, es consciente y tiene un sentimiento, una energía.

Así, el *Advaita Tántrico* define la eseidad del Ser Interior como pura energía consciente. Incluso más allá de la manifestación, cuando no hay nada que observar, esta pura energía consciente siente beatitud eternamente y sabe que la siente. Este sentir/saber que no se opone a ningún no-sentir y no-saber. Lo es..., sin lugar a duda, lo es. Y mientras que en la manifestación la energía siempre parece cambiar, la energía pura y de beatitud del Ser Interior nunca cambia, tan inmóvil y no dual como lo es la consciencia pura. Son uno. Generar conscientemente esa energía dentro de nuestro sentir puede no ser siempre fácil, pero afortunadamente el propio Ser Interior tiene las claves para lograr ese objetivo, las semillas del universo que existen dentro del Ser Interior.

---

[44] La escuela de *"Agori Sadhus"*, famosa por beber alcohol, comer carne de cadáveres, etc.

3

LAS SEMILLAS DENTRO DEL SER INTERIOR

En el universo, todo está en constante cambio y, por lo tanto, representa sólo una verdad relativa, una ilusión. Entonces es obvio que el Ser Interior como la única realidad absoluta también debe ser la fuente de esta ilusión. De no ser así, esta ilusión se originaría en sí misma, lo que la convertiría en una realidad absoluta[45]. Sólo el Ser Interior no nace, no muere, existe por sí mismo y, por lo tanto, todo lo demás nace del Ser Interior. Por muy ilusorio que sea el universo, debe estar enraizado en el Ser Interior[46].

El universo entero es, por lo tanto, nada más ni nada menos que una manifestación del Ser Interior, que entonces con seguridad también puede llamarse el Creador. Todo en el universo no es más que un reflejo de él. El Ser Interior reside tanto dentro como fuera del universo, siendo todo en realidad uno solo. La no-dualidad debe incluir toda dualidad, de lo contrario se crea una dualidad entre dualidad y no-dualidad, entre lo manifestado y lo no manifestado, entre el universo y el Ser Interior. En otras palabras, la consciencia no dual requiere la aceptación e integración de toda la dualidad manifestada.

Nuestra resistencia a aceptar el universo como parte de la verdad se origina con la búsqueda del Ser Interior, donde naturalmente primero tendemos a apartar la mirada del universo para encontrar dentro al Ser Interior. Sin embargo, nuestra consecución del Ser Interior permanece inmadura no obstante mientras que desaparece cuando abrimos los ojos. Si ese sigue siendo el caso, nuestra búsqueda interna aún no se ha

---

[45] Es verdaderamente notable como aquellos que están más a favor de considerar al universo como una ilusión, con frecuencia simultáneamente ignoran su origen fundamental dentro de la realidad absoluta del Ser Interior.

[46] Del mismo modo, la energía del universo no puede nacer de la consciencia del Ser Interior, si el Ser Interior no contiene en esencia, alguna energía también, la beatitud no dual de *Ananda*.

completado. Una vez que reconocemos al Ser Interior como nosotros mismos, tanto en forma manifiesta como no manifestada, un amor incondicional por todo en el mundo fluye sin esfuerzo desde nuestro corazón espiritual[47].

En un momento la ola es una ola, al siguiente vuelve a desaparecer en el océano. Si bien el error más común es no ver la ola como parte del océano, es igualmente falso ver el océano como separado de las olas que genera. Así, en el *Advaita Tántrico*, el universo manifestado es visto como un teatro divino[48], que se manifiesta desde la pura energía del Ser Interior, que tiene esta pura potencialidad ilimitada. Mientras tanto, el Ser Interior todavía existe en forma no manifestada. El vacío está lleno y siempre permanece más allá del cambio.

MANIFESTACIÓN

La energía del Ser Interior es verdaderamente la más mágica de todas las energías que uno pueda imaginar. La semilla contiene el árbol, pero el árbol no se encuentra dentro de la semilla. Asimismo, el Ser Interior no manifestado contiene el potencial de todas las energías manifestadas en el universo, desde el espacio etéreo hasta la materia más sólida. Y, sin embargo, no encontramos ningún rastro del universo dentro del Ser Interior. El *Advaita Tántrico* nos ofrece una idea de esta naturaleza misteriosa del Ser Interior, y cómo pueden surgir cosas de la nada porque están presentes dentro del Ser Interior como potenciales, a menudo denominados semillas.

El Ser Interior absoluto no manifestado de alguna manera tiene el potencial de lo relativo, de este universo manifestado. El cómo sigue siendo un misterio más allá de la dualidad y, por lo tanto, más allá de cualquier comprensión expresada en palabras. Solo cuando observamos cómo se manifiesta el universo a partir de ese potencial, podemos vislumbrarlo. *Sat-Chit-Ananda* o Ser-Saber-Beatitud es el resultado de ese vislumbre, representando las principales semillas no duales del universo

---

[47] *"Hridaya"*, un *Chakra* en el *Chakra* Corazón, también conocido como el corazón espiritual.

[48] *"Leela"*, el juego o la puesta en escena divina de la vida.

manifestado.

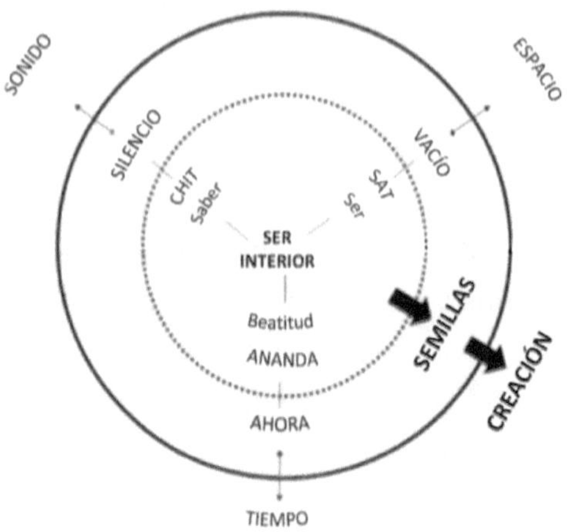

Imagen 5. – Las Semillas de Creación dentro del Ser Interior.

Chit se refiere a la consciencia pura que percibimos como un testigo, porque observa pero siempre permanece en silencio. Un testigo que habla y opina ya no es un observador imparcial, no es un verdadero testigo. El silencio sin palabras es lo que diferencia la consciencia del Ser Interior de otras manifestaciones de consciencia. Sin embargo, cuando ese testimonio silencioso del Ser Interior se escucha como la ausencia de sonido, también se experimenta como un sonido, el sonido no realizado, el sonido de una mano que aplaude, el sonido de una cueva vacía, el sonido del silencio. Cuando no escuchamos nada, escuchamos ansiosamente cualquier sonido, porque el silencio contiene o implica el potencial del sonido. Sin embargo, ese silencio consciente permanece sin cambiar, eternamente presenciando sin un sonido, sin palabras, sin un pensamiento. Por lo tanto, es absolutamente cierto en oposición a cualquier sonido que aparece sólo para desaparecer. El sonido del *Chit* silencioso es la primera semilla no dual del universo, que contiene el potencial de todas las vibraciones sonoras.

Sat se refiere a la existencia misma, que nunca puede ser cuestionada porque la pregunta misma proporciona la evidencia[49]. Nunca cambia, por lo que es la verdad absoluta. Sin embargo, el Ser Interior absoluto existe sin forma, como un vacío sin ninguna cualidad o propiedad particular, color o forma. Esa falta de forma es lo que hace que el Ser Interior sea tan diferente de las otras cosas que experimentamos para existir. No podemos decir si este vacío es más pequeño que un átomo o más grande que cualquier universo. Es algo que no es nada y precisamente por eso tiene el potencial, la posibilidad misma del espacio y de la forma. Si nos encontráramos con un ser invisible, naturalmente nos preguntaríamos qué aspecto tiene. Al caminar en una espesa niebla que cubre todo lo que nos rodea, seguimos buscando una forma u otra. El concepto de "cero" ni siquiera puede definirse en ausencia del potencial de algún otro número. La nada tiene el potencial de algo, alguna figura, alguna forma. Sin embargo, la eseidad pura sin forma no puede cambiar, porque el cambio está limitado a la forma. Por lo tanto, el vacío que está lleno de la eseidad es absolutamente verdadero en oposición a cualquier figura o forma que aparece en el espacio sólo para desaparecer nuevamente de él. El vacío completo de *Sat* es la segunda semilla no dual del universo, que contiene el potencial del espacio y la forma.

Ananda se refiere al sentimiento eterno de esta eseidad, nuestra verdadera naturaleza que es beatitud. Esta felicidad pacífica es autosuficiente, no nacida, no creada, sin causa, por lo que nunca comenzó y nunca terminará. Esa naturaleza inmutable de la energía de beatitud del Ser Interior se opone a todas las demás energías del universo, que siempre está cambiando. Y debido a que el sentimiento del Ser Interior no puede cambiar, es atemporal. Sólo a través del cambio percibimos el pasado como lo que estaba antes del cambio, y el futuro como lo que viene después del cambio, creando la ilusión del tiempo. El tiempo siempre requiere o implica cambio. *Ananda* es el ahora eterno y, sin embargo, su misma inmutabilidad atemporal implica el potencial del cambio y, por lo tanto, del tiempo. Cuando la lluvia continúa cayendo todo el día, todavía esperamos a que pare. El reloj que se detiene, parece estar

---

[49] "Existo" es una pregunta absurda, ya que sin la existencia de un "Yo", la pregunta no puede hacerse.

listo para comenzar a correr. La ausencia de cambio implica el potencial para el cambio. Sin embargo, dentro del Ser Interior, este potencial de cambio en el tiempo nunca cambia y, por lo tanto, es absolutamente verdadero en oposición a cualquier cambio en sí mismo que aparece para desaparecer continuamente. La eternidad del ahora de *Ananda* es la tercera semilla no dual de este universo, que contiene el potencial del tiempo.

Así, el silencio del testigo contiene la semilla del sonido, el vacío de la eseidad contiene la semilla del espacio y beatitud eterna ahora contiene la semilla del tiempo (ver imagen 5). Estos son los potenciales de energía primaria a partir de los cuales se manifiesta el universo. Para generar el sentimiento mismo del Ser Interior dentro de nosotros, esas son también las energías primarias a las que podemos acudir en busca de ayuda.

PRÁCTICAS BASADAS EN LAS SEMILLAS

Muchos maestros de la no-dualidad promoverán prácticas particulares que nos concentrarán en las semillas del Ser Interior, en el silencio, la ausencia de forma y el ahora. El silencio exterior puede conducir al silencio interior y a la escucha del sonido no realizado del silencio[50]. Podemos experimentar la plenitud de la presencia en nuestro espacio interior, alejándonos, de la ilusión de la forma creada por los sentidos a la experiencia de la existencia interior sin forma[51]. Permanecer siempre en el ahora y descartar el pasado y el futuro como inexistentes es probablemente la práctica más conocida en la actualidad[52].

De esta manera, *Sat*, *Chit* y *Ananda* ofrecen cada uno, una puerta de entrada directa a la realidad no dual del Ser Interior. Estas son prácticas poderosas basadas directamente en las semillas no duales del Ser

---

[50] Véase el Capítulo 5 y también "The Sound of Silence" en youtube.com/youyoga.

[51] Véase el Capítulo 6.

[52] Esta es una práctica popular gracias a los esfuerzos del Maestro Eckhart Tolle y su libro bestseller "The Power of Now", véase también el Capítulo 7.

Interior que aparecen en mis enseñanzas con mucha frecuencia[53]. Pero pueden no ser lo suficientemente poderosos cuando nuestra energía de una forma u otra se ha alejado más dramáticamente de la beatitud del Ser Interior.

Nuestro ego es una verdadera reina del drama, ¿qué podemos decir? Ese mismo ego puede llegar a aceptar que a veces somos incapaces de superar nuestra infelicidad utilizando estas prácticas basadas en semillas bastante avanzadas y algo abstractas. Entonces, a menudo se experimenta como imposible mantener los pensamientos en silencio, ignorar el ir y venir a veces doloroso de las formas a las que nos sentimos apegados, y no quedarnos en nuestro pasado o siquiera tratar de imaginar un futuro mejor. Es natural, ya que las personas tienen vidas. Afortunadamente, las energías primarias del sonido, el espacio y el tiempo que se manifiestan a partir de estas semillas del Ser Interior también están ahí para guiarnos de regreso a la fuente. Constituyen la esencia misma de la ciencia de la práctica yóguica.

---

[53] Véase "Jnana Technique" en youtube.com/youyoga.

4

LAS SEMILLAS MANIFESTADAS

La comprensión básica del Ser Interior tiene la gran ventaja de ser bastante racional y relativamente fácil de comprender para las personas con cierta capacidad de pensamiento abstracto. Y si los pensamientos pueden ser silenciados por tan solo unos segundos, todos pueden tener la experiencia directa del Ser Interior, incluso si eso proporciona solo un atisbo de su realidad absoluta. Esta relativa simplicidad del Ser Interior explica hasta cierto punto la popularidad de la no-dualidad en estos tiempos modernos, donde el pensamiento racional basado en la experimentación tiene un estatus muy por encima de todos los demás medios de adquirir conocimiento.

Sin embargo, en la no-dualidad tántrica, aceptamos el desafío de revelar el misterio de cómo surgieron exactamente todas las cosas de esta "nada" del Ser Interior. Los videntes descubrieron que este proceso comienza con la creación de tres energías primarias no duales dentro de la manifestación: Sonido, Espacio y Tiempo. Es un misterio de misterios, que por lo general se encuentra más allá de nuestro nivel de experiencia directa. Podemos tratar de captarlo con nuestro intelecto, conscientes sin embargo, de cómo la ilusión creada por la mente y los sentidos puede interponerse en el camino. La visión real de la verdad detrás de estos misterios sucede en la meditación profunda cuando se disuelve esa ilusión.

Si ese estado de ser está aún más allá de nuestra capacidad de meditación, solo podemos confiar en lo que nos dicen los antiguos videntes. Aquellos que crearon la totalidad del pensamiento yóguico no solo descubrieron el maravilloso Ser Interior en lo profundo de sí mismos, sino también el cómo de su manifestación misma en el universo. Cierta resistencia a ese territorio desconocido es natural, ya que nuestra adicción a la comprensión puede verse como un medio para controlar nuestro miedo básico a lo desconocido. Pocos son capaces y están dispuestos a abrazar la alegría del asombro al enfrentar tanta incertidumbre.

Independientemente de lo que pensemos sobre esa parte verdaderamente misteriosa de la historia, se puede decir que las energías primarias que se manifestaron a partir del Ser Interior no son duales dentro de la manifestación[54] Sin duda, las prácticas yóguicas confirman que pueden llevarnos a sus semillas no duales no manifestadas, en las que están eternamente ocultas como potenciales.

EL SONIDO DE LA CREACIÓN

Del sonido no realizado de *Chit* como testigo silencioso del Ser Interior, surge el sonido de la vibración primordial, que generalmente se conoce como *Aum*. Como materia a antimateria, *Aum* es la contrapartida y el producto del silencio del Ser Interior. Algunos prefieren llamarlo el Big Bang.

Por supuesto, la vibración sonora más original no es realmente *Aum*, ya que *Aum* es simplemente el sonido más simple que una boca humana puede hacer al abrirse y cerrarse sin ninguna tensión en los labios[55] y, por lo tanto, es el más relajante. La ciencia yóguica en realidad se refiere a *"Visarga"* como un sonido de respiración particular[56], que es el precursor de *Aum*. Nuestra boca solo repite como *Aum* el zumbido real de la creación del Ser Interior, dentro del Ser Interior y alrededor del Ser Interior. Como quiera que suene, esa vibración primaria que podemos llamar *Aum* puede escucharse siempre detrás de todos los sonidos, nunca cambia y, por lo tanto, no es dual dentro de la manifestación.

Como el potencial eterno del Silencio, *Aum* siempre es capaz de traer silencio a la mente que parlotea. En *Aum* no hay nada más que Ser Interior. El poder del sonido de *Aum* para calmar nuestras emociones es

---

[54] Más detalles en el Anexo 6.

[55] Esta es una de las razones por las que *"Aum"* nunca debe escribirse "Om", porque para decir "o" los labios tienen que hacer una forma circular, mientras que para decir "au" como en "aún" solo requiere que la boca se abra sin ningún tipo de tensión en los labios.

[56] El sonido semilla del 7mo *Chakra*, una fricativa glótica sorda.

incomparable. Esta vibración primaria llamada *Aum* es la precursora de todos los demás sonidos. Profundizaremos más en el trabajo con el Sonido en el Capítulo 5, incluido el uso del silencio, el canto, la música, el tono, el ritmo, los sonidos iniciales, los *mantras* y el habla.

LA MATERIA MADRE DEL ESPACIO

Del vacío que existe en *Sat* como el verdadero ser sin forma del Ser Interior, emerge el Espacio. Solemos interpretar la palabra espacio como espacio vacío, pero tanto la ciencia moderna como la yóguica ven el espacio como la materia más sutil de todas. La ciencia moderna se refiere a ella como "materia oscura" y/o "energía oscura", algo que es tan sutil que no se puede percibir y por lo tanto se llama oscuridad. Hasta el día de hoy, su naturaleza sigue siendo muy misteriosa.

La ciencia yóguica se refiere a ello como *Akash*, el espacio etérico y la más sutil de todas las materias. Tiene su origen en una especie de súper elemento, que es la semilla del Espacio y por tanto de todos los elementos[57]. De la materia más sutil del espacio emerge toda otra materia haciéndose cada vez más densa. Por lo tanto, del espacio se crea el elemento aire, del aire fuego, del fuego agua y del agua el elemento tierra. En otras palabras, de la "materia/energía oscura" a los gases, de los gases al fuego, del fuego a los líquidos y de los líquidos a los sólidos[58]. Todo lo conocido en el universo pertenece a uno o más de estos cinco elementos. Mientras tanto, el espacio sin forma permanece siempre presente como el contenedor de todas las figuras y formas, sin cambiar nunca y, por lo tanto, en manifestación no dual.

La materia del espacio es la materia madre, el silencio oscuro dentro de una piedra. No solo como consciencia pura somos uno, todos somos

---

[57] El *"Mahatattva"*, el "gran elemento", que incluye la esencia de los 5 elementos, así como los 3 *"Gunas"*, mente, intelecto, ego y Ser Interior.

[58] Este antiguo entendimiento Védico corresponde notablemente bien a la visión de la ciencia moderna sobre cómo se formó la Tierra.

hijos de esta materia madre también en nuestros diversos cuerpos energéticos. Este espacio madre crea unidad en la diversidad, dando a cada ser manifestado el espacio apropiado para vivir, así como la naturaleza, por ejemplo, ofrece ambientes adecuados para cada especie. Dar espacio es amor verdadero, unión verdadera, porque es incondicional.

Esa unión flexible de amor es donde el yoga se convierte en el arte de la armonía[59], donde cada uno de los cinco elementos vuelve a equilibrarse contra todos los demás, adquiriendo su justa proporción o lugar en el espacio. Así, armonizando las energías de la materia, la existencia vacía dentro de nuestro espacio interior se vuelve fácilmente accesible. Más sobre trabajar con el Espacio en el Capítulo 6, incluidos los *Doshas* en el cuerpo físico, los sentidos internos y externos, imágenes poderosas para meditar en nuestro espacio interior y equilibrar el amor en nuestras relaciones. En el Capítulo 9 también exploraremos las formas de armonizar nuestras relaciones públicas dentro de las dimensiones espirituales, que están igualmente relacionadas con los cinco elementos.

LA FUERZA VITAL DEL CAMBIO

De la energía de beatitud del *Ananda*, que es el sentimiento atemporal del Ser Interior, emerge la fuerza de vida y crea el cambio y el tiempo. Cambio en el tiempo significa vida, desde la vida de las galaxias, una montaña o una planta hasta un animal o ser humano. El cambio es la magia de la fuerza vital, que experimentamos principalmente como la energía que nos mantiene vivos. Sin embargo, también se descubre como el poder principal detrás de todos los cambios en el universo, activo dentro de la más pequeña de las partículas. Es la naturaleza siempre cambiante y siempre pulsante de la energía primaria del tiempo que emerge del Ser Interior y se conoce en la ciencia yóguica como *Prana*. Si bien su naturaleza cambia constantemente, tampoco cambia nunca, está

---

[59] *"Dharma"*, a menudo llamado por Harish Johari como la práctica y actitud más esencial para el crecimiento espiritual duradero. Todo *"Adharma"* o lo que va en contra del *Dharma*, nos aleja del Ser Interior, porque va en contra de la ley del Amor, que es la ley de unión del Ser Interior.

siempre presente como la energía del cambio, el tiempo y la vida. Por lo tanto, siempre creando cambios dentro del universo, la misma fuerza vital del cambio permanece siempre presente y es de naturaleza no dual dentro de la manifestación.

Las ciencias relacionadas con la fuerza vital son muy variadas, debido a esta naturaleza siempre cambiante. Existen muchas formas de categorizar estas fluctuaciones para poder trabajar con la fuerza vital. El *Prana* puede verse como una especie de energía electromagnética primordial sutil, aunque también tiene manifestaciones menos sutiles como las corrientes eléctricas que recorren nuestros nervios o el calor liberado en la meditación como resultado de la relajación. Sin embargo, la ciencia yóguica enfatiza mucho los canales más sutiles de estas energías[60] dentro de nuestros cuerpos energéticos más sutiles, creando una gran cantidad de importantes centros de energía[61].

Las prácticas relacionadas utilizan la respiración y muchos otros medios a través de los cuales nuestro sentimiento vital puede ser devuelto más fácilmente a la beatitud del Ser Interior. Las muchas herramientas que se relacionan con las diversas formas de *Prana* se analizan extensamente en el Capítulo 7, incluido el cuerpo *Pránico*, la vibración de *Prana*, el almacenamiento del *Prana*, la polaridad del *Prana*, los canales y centros de energía que afectan nuestros deseos y el famoso poder transformador del rayo de *Kundalini*.

GENERANDO ENERGÍA NO DUAL

Manifestación del Ser Interior significa el movimiento desde el silencio intacto hasta el Sonido de *Aum* y todos los demás sonidos, desde la presencia como vacío hasta toda la materia del espacio, y desde la beatitud eterna hasta la ilusión del Tiempo creada por la fuerza vital de cambio. En la práctica yóguica, reducimos la brecha con el *Sat-Chit-Ananda* no manifestado al invertir este proceso. Podemos producir el

---

[60] *"Nadis"*, véase el Capítulo 7.

[61] *"Chakras"*, véase el Capítulo 7.

sonido de *Aum* para crear silencio, equilibrar nuestra energía en materia bruta y forma para generar la luminosidad del Espacio sin forma o *Akash*, y cambiar la energía de nuestro *Prana* a la vibración neutra que produce atemporalidad. Es a partir de estas prácticas más esenciales que surgió toda la tradición yóguica para ayudar a acercar más nuestra energía y nuestros sentimientos a la beatitud del Ser Interior.

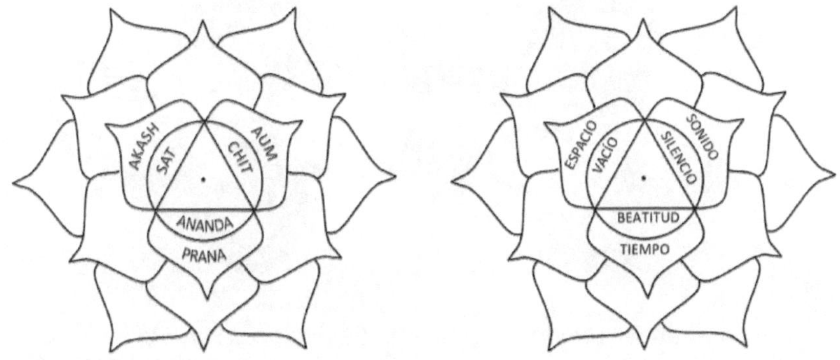

imagen 6. – El Loto del Ser Interior Manifestado

Otra razón por la que la no-dualidad es tan popular en estos días es porque la práctica más directamente relacionada es bastante simple de entender y parece requerir poco esfuerzo. Es una no-práctica, un no-hacer, un presumiblemente sencillo retiro al modo observador del Ser Interior. Por maravillosa y relajante que sea, esta práctica dista mucho de ser sencilla, especialmente si queremos mantenerla durante más de unos segundos. Intelectualmente es fácil de entender, pero creer que es fácil en la práctica equivale a pedir frustración del menú, especialmente si la energía está algo perturbada.

Como la energía siempre cambia, tomando muchas formas diferentes, las técnicas mediante las cuales se puede generar energía no dual son bastante diversas y complejas. Dominarlos requiere esfuerzo y cierto poder de concentración real, que es relativamente pobre en la sociedad moderna. Afortunadamente, solo necesitamos estas técnicas en la medida en que las necesitemos de forma concreta. Y definitivamente no necesitamos dominar todas estas técnicas para poder generar un sentimiento no dual duradero en nosotros mismos. Dominar por completo solo uno de ellos[62] podría incluso ser suficiente, ya que todas las energías no duales están naturalmente entrelazadas. Transformando uno o unos podemos afectar a todos los demás.

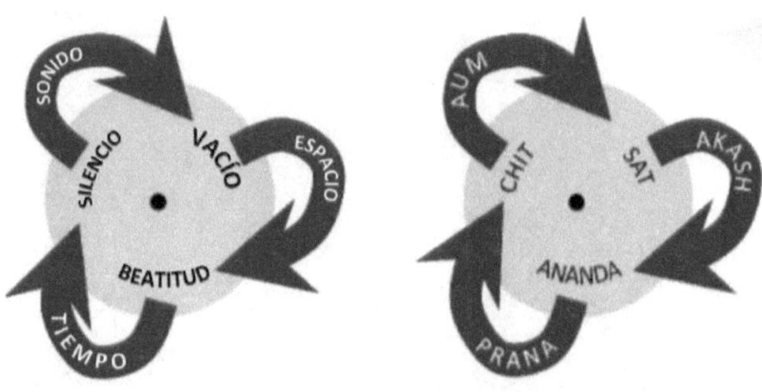

imagen 7. – Juego Eterno de las Semillas del Ser Interior y sus Manifestaciones Primarias.

El Sonido, el Espacio y el Tiempo son totalmente interdependientes. Para separarlos mentalmente solo se necesita comprenderlos y utilizarlos. En el *Advaita Tántrico*, se dice que el Tiempo como fuerza vital es el primogénito cuando el universo se manifiesta desde lo no manifestado. Este fue el primer cambio y por lo tanto la creación del Tiempo[63]. En consecuencia, el universo nace del *Ananda* o beatitud del Ser Interior, que contiene el potencial de la vida, el cambio y el tiempo. Luego, el Tiempo, el *Prana* o la vida desencadenaron el Sonido de *Aum* a partir del sonido imperturbable de la consciencia silenciosa *Chit*. Y finalmente, el *Aum* creó el Espacio a partir de la existencia vacía del Ser Interior o *Sat*, como la madre de toda la materia en el universo. Todo esto continúa sucediendo

---

[62] Véase el Capítulo 11.

[63] En Tantra, esta manifestación divina también se denomina 'Kali", que es *"Adiya"*, el primogénito.

a medida que evoluciona la manifestación, el espacio contiene vida, la vida crea sonido, el sonido genera más espacio, un movimiento en espiral sin fin alrededor y desde el Ser Interior (ver imagen 7).

Por lo tanto, cuando en el *Advaita Tántrico* buscamos los caminos para aumentar en nosotros mismos la energía de beatitud del Ser Interior, entonces la fuerza vital que nace de la beatitud de Ananda no es la única energía con la cual trabajar. Tanto el sonido que emerge del silencio de la consciencia del testigo, como el espacio de la materia madre que se origina dentro del vacío del ser puro, se manifiestan igualmente como energías no duales particulares que sustentan la beatitud del Ser Interior.

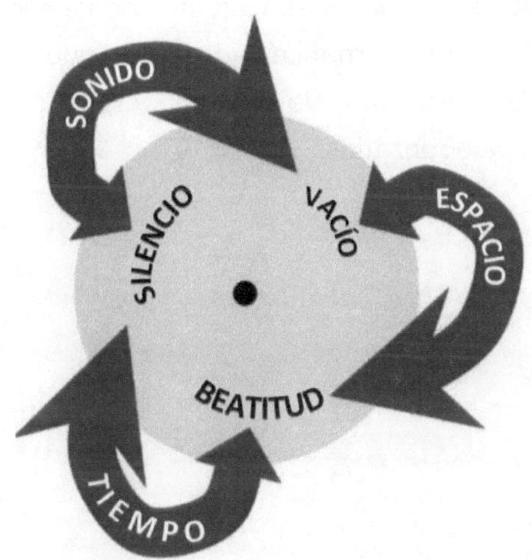

imagen 8. – Interacción entre las Prácticas y las Semillas del Ser Interior.

En comparación con la imagen 7, la imagen anterior se modificó ligeramente para mostrar cómo funciona esta interacción cuando las palabras Sonido, Espacio y Tiempo son vistas como "practicando con" Sonido, Espacio y Tiempo. Trabajar con Sonido no solo conduce al silencio, sino que también afecta el desapego emocional, aumentando la identificación con el ser vacío del Ser Interior. Equilibrar las diversas manifestaciones del elemento Espacio no solo genera el mismo desapego, sino que también genera una sensación más física de satisfacción y bienestar que estimula la conexión con la beatitud del Ser Interior. Finalmente, trabajar con la fuerza vital del tiempo a través de la respiración, etc., no solo brinda más beatitud, sino que también calma y purifica la mente para que el silencio del Ser Interior pueda escucharse con mayor claridad. Todo funciona en conjunto, de maneras cada vez más complejas, por lo que cualquier práctica relacionada se beneficiará de un enfoque más holístico.

Las tres energías primarias de Sonido, Espacio y Tiempo, o *Aum*, *Akash* y *Prana*, son una. En las antiguas tradiciones podemos ver cómo su uso a menudo se combina para hacer que las prácticas sean más poderosas, más completas, más transformadoras. Significa que las prácticas y ciencias yóguicas no se alinean tan fácilmente a lo largo de esta trinidad primaria de energías manifestadas, ya que muchas de ellas se superponen e interactúan. No obstante, en los siguientes tres capítulos intentaremos categorizarlos.

5

SONIDO

La energía primaria del Sonido, que surgió del conocimiento silencioso o aspecto *Chit* del Ser Interior, es la clave para el silencio interior. La práctica del silencio interior y exterior es el principio y el final de todas las técnicas yóguicas que utilizan la energía primaria del sonido. En el medio, el poder de la vibración del sonido para cambiar diferentes energías en nosotros mismos nos ayuda a cruzar el estanque de nuestras emociones a veces turbulentas. *Aum* y muchos otros sonidos pueden conducirnos de forma duradera al silencio del Ser Interior, que contiene la verdad del conocimiento. Además, cuando se alternan el sonido y el silencio, el sonido enfatiza el silencio, haciéndolo casi literalmente audible. Para escuchar el espacio silencioso detrás de todos los sonidos que nos rodean, naturalmente nos mantenemos en silencio por dentro.

EL SONIDO DEL SILENCIO

Por lo tanto, se han desarrollado muchas técnicas que utilizan el sonido en el silencio: el canto lento y pacífico que incluye muchas pausas, algunas técnicas de respiración como el zumbido de la abeja[64] y el uso rítmico rápido del sonido producido por la voz, los tambores , campanas y otros instrumentos. Muchos pueden encontrar fácilmente el silencio interior simplemente emitiendo un sonido y luego escuchando en silencio el silencio que le sigue. Cuando reaparecen los pensamientos, nuevamente se puede usar algún sonido para atraer la atención hacia el sentido del oído y su silencio inherente. Además, el uso más continuo del sonido crea un efecto similar al de un zumbido que genera silencio en el interior, como en la percusión chamánica.

---

[64] *"Bhramari Pranayama".*

El sonido es muy poderoso, porque el sentido del oído se relaciona con el elemento del espacio[65], que es el origen de todos los elementos y siempre presente dentro de todos los elementos. Por lo tanto, a través del sonido podemos afectar todos los elementos de los que está hecho nuestro cuerpo. También en la ciencia occidental se encuentra que el universo consiste completamente en vibraciones que pueden medirse como frecuencias de sonido. Se podría decir que las vibraciones sonoras de las energías de nuestro cuerpo quieren tanto ser escuchadas, que guardar silencio es realmente difícil. Usar sonidos sagrados para armonizar nuestras vibraciones de sonido puede remediarlo. Se ha demostrado que el sonido cambia incluso las vibraciones moleculares de nuestro cuerpo, mejorando la capacidad de las moléculas para interactuar entre sí a través de procesos bioquímicos.

Los sobretonos se producen en una frecuencia diferente al tono principal que estamos produciendo y se sabe que tienen un efecto aún más profundo en nuestro sistema nervioso simpático. Pueden regular nuestra respiración, digestión y muchos de los otros procesos que ocurren automáticamente en el cuerpo. Mientras que la pronunciación de un *mantra*, por ejemplo, influye principalmente en el hemisferio izquierdo de nuestro cerebro, el tono y la melodía afectan al hemisferio derecho. Cuando todos los aspectos de todo nuestro ser están cantando en armonía, sigue un profundo silencio interior.

Muchos han descubierto que cantar *mantras*, canciones espirituales y sonidos básicos como *Aum* solo o en grupo[66] produce una beatitud duradera y un silencio interior. El canto lento con muchos momentos de silencio en el medio es más adecuado cuando se canta solo, lo que relaja la mente al reducir la frecuencia respiratoria y cardíaca. Cantar más rápido es más fácil para los grupos porque el ritmo mantiene a todos enfocados. Puede traer una sensación de trance seguida de una profunda relajación

---

[65] Véase el Capítulo 6.

[66] Conocido como *"Kirtan"*.

posterior a través del agotamiento básico en la concentración[67].

Cantar requiere un tipo particular de respiración, con efectos secundarios en nuestra fuerza vital que corresponden a ciertas técnicas antiguas de respiración yóguica[68]. La escena musical India ha sido muy influenciada por las ciencias yóguicas de la respiración y el sonido, lo que lleva, por ejemplo, a la preferencia por las notas deslizantes para producir niveles particulares de relajación y estimulación emocional. El canto intuitivo desde una especie de silencio devocional es una práctica de canalización particularmente interesante. Nos enseña muy directamente cómo dejar que el Ser Interior inspire cada una de nuestras palabras y acciones[69].

SONIDOS SEMILLA

Cualquier sonido que cantemos, hablemos o pensemos influirá en nuestra energía. El alfabeto sánscrito es único en este sentido porque cada sonido utilizado tiene un significado particular que está asociado con el efecto particular que tiene sobre nuestros centros de energía. Por ejemplo, si usamos un sonido que crea una energía que nos hace sentir más valientes, entonces el significado de ese sonido en sánscrito también será, por ejemplo, la palabra "coraje"[70]. Cuando una palabra se compone de diferentes sonidos, su significado reflejará el impacto energético combinado de los sonidos que la componen. El sánscrito es, por lo tanto, un idioma que es literalmente creativo.

Si bien *Aum* es la semilla de todos los sonidos semilla, se han descubierto muchos otros sonidos semilla poderosos. Esta ciencia yóguica mágica del sonido no se estableció en el estado de vigilia normal, usando ciertos sonidos y luego experimentando su efecto en nuestra

---

[67] A menudo invito a personas durante 2 horas. de canto de trance *Mantra Gayatri* sin parar

[68] *"Pranayama"*, véase el Capítulo 7.

[69] Esta es la práctica esencial del canto *"Dhrupad".*

[70] Sin embargo, traducir sonidos básicos no siempre es tan simple, ya que la historia dejó su huella en ello.

energía y emociones. Dados los muchos factores que afectan nuestros sentimientos, sería una tarea bastante imposible. Esta ciencia fue desarrollada a través de la meditación profunda por los llamados *Rishis*, los antiguos videntes de la cultura védica, los yoguis de la antigüedad. La palabra *"Rishis"* proviene de la palabra *"Richa"*, que apunta particularmente a las energías sonoras divinas esenciales[71]. De esa manera, los *Rishis* no solo son "videntes" sino también "oyentes". Los sonidos esenciales del alfabeto sánscrito fueron escuchados y experimentados enérgicamente por estos yoguis en profunda meditación[72].

La ciencia del sonido, por ejemplo, incluye el conocimiento de que las vocales están menos relacionadas con la energía bruta del cuerpo que las consonantes. Por lo tanto, son más potentes para afectar nuestros cuerpos más sutiles. Se ha encontrado que las consonantes son más efectivas para cambiar la energía del cuerpo físico y el cuerpo de energía bruta. Los *Rishis* incluso crearon el llamado cuerpo de sonido[73], mapeando diferentes sonidos dentro de los centros de energía sutil del cuerpo. El uso repetido de sonidos semilla[74] para afectar diferentes centros de energía es una ciencia yóguica particular relacionada con el *Yoga Kundalini*[75]. Este conocimiento también se puede encontrar oculto dentro de la construcción de los *mantras* más tántricos.

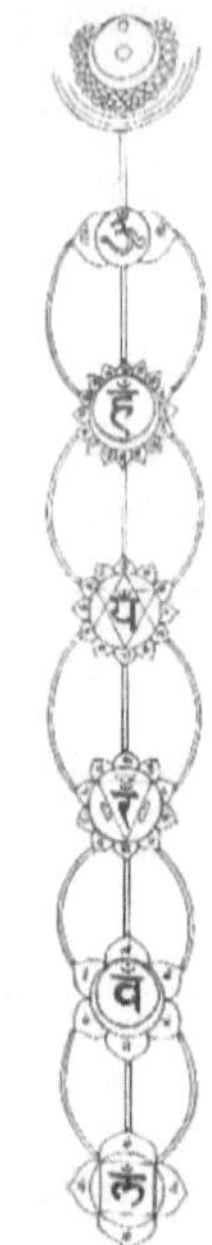

imagen 9. –
Los Sonidos
de los
Chakras.

---

[71] Registrado ya en la más antigua de las escrituras, los versos del *Rig Veda*.

[72] Esto sucede en el estado de *"Samprashnad Samadhi"*.

[73] El *"Mantra Purusha"*.

[74] *"Bija Japa"*, relacionado con los *Chakras* o también a menudo en forma de *"Nam Japa"*, recitando el nombre de alguna energía divina, idealmente con una sola sílaba.

[75] Véase el Capítulo 7.

Literalmente, tenemos miles de centros de energía en nuestro cuerpo, que generan diferentes deseos y apegos, lo que a menudo conduce a pensamientos y sentimientos persistentes. La fuerza vital o *Prana* interactúa con los elementos dentro del cuerpo a través de estos centros, produciendo ciertas vibraciones sonoras y los deseos relacionados. Incluso si solo miramos los siete *chakras* principales, la ciencia tántrica descubrió no menos de 57 sonidos semilla diferentes que afectan distintos aspectos de estos *chakras* primarios[76]. Mediante el uso de estos sonidos semilla, nuestros deseos básicos pueden armonizarse[77].

MANTRAS

También los *mantras* antiguos son el producto de la meditación profunda, no solo poemas creados en el estado normal de vigilia. *Aum* es la madre de todos los *mantras*, produciendo directamente la energía del Ser Interior. Por lo tanto, todos los *mantras* diseñados para mejorar el sentimiento del Ser Interior comienzan con *Aum* y terminan en *Aum*[78]. Los *mantras* antiguos se utilizan como encantamientos particularmente poderosos que cambian fundamentalmente nuestra energía. Un espléndido ejemplo es el famoso *mantra Gayatri*, que trabaja en 24 centros de energía diferentes a través de 24 sílabas[79]. Tiene un efecto fantástico sobre cómo nos sentimos y, de esa manera, nos acerca mucho más al Ser Interior y a una meditación más profunda.

El *Mantra Yoga* es un ingrediente estándar de casi cualquier tradición espiritual y una rama importante del *Tantra Yoga*. Los *mantras* son posturas sonoras energéticas para la mente. El efecto energético de repetir ciertos sonidos en la mente es sumamente efectivo para transformarnos. Nos permite trabajar con la mente sub-consciente, calmando por ejemplo el cerebro reptiliano con un sonido como lo haría

---

[76] Para audio, escuche "Sounds of the Chakras", Harish Johari, Destiny Recordings 2004.

[77] Véase el Capítulo 7.

[78] La mayoría de los *mantras* que comienzan con *Aum* generalmente no se escriben como terminando en *Aum*, porque *Aum* viene de nuevo con el *mantra* recitado a continuación. Sin embargo, cuando se usa un *mantra* de este tipo solo una vez, es mejor usar también *Aum* al final.

[79] Véase también "Gayatri Mantra Meditation" en youtube.com/youyoga.

un encantador de serpientes. Algunos mantras como el *Mantra Gayatri* están diseñados específicamente para mejorar la consciencia del Ser Interior, mientras que otros pueden usarse, por ejemplo, para reducir la ira o el miedo, generar sentimientos de amor y alegría, eliminar apegos particulares, etc.

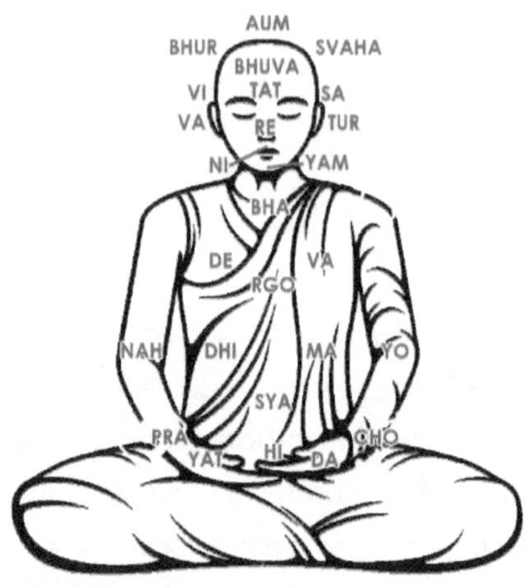

imagen 10. – Centros de Energía armonizados por el Mantra Gayatri.

Además de *Aum*, que está directamente relacionado con el poder creativo del Ser Interior, otros sonidos muy potentes se han relacionado con aspectos particulares de ese poder, como *Hreeng*, *Kleeng*, *Hum*, *Bram*, etc. Se podría decir que producen un sabor particular de la paz que representa *Aum*. *Aum* produce el tipo de paz más suave y sutil, mientras que algunos de estos otros sonidos, por ejemplo, crean una especie de fuerza pacífica que puede ser más resistente a cualquier emoción que pueda amenazar nuestra paz.

En la meditación *mantra*, los *mantras* y los sonidos semillas se utilizan como objetos de meditación. Dado que la vista y el oído son los sentidos más activos en la mente de los seres humanos[80], usar uno de estos en concentración es muy efectivo para involucrar la mente[81]. En comparación con la meditación sobre algunos conceptos más abstractos como "el yo" o "el ahora", los *mantras* claramente ofrecen objetos más concretos y atractivos para que la mente se aferre, pero hay más.

Mientras se usa como cualquier otro objeto de meditación, sus efectos energéticos particulares en todo nuestro ser pueden apoyar un estado más meditativo. Cuando se canta en voz alta, el efecto principal está en el cuerpo físico, el cuerpo de energía bruta y la mente consciente. Cuando se recitan en el interior, los mismos sonidos afectarán más directamente a la mente sub-consciente más profunda. Se ha demostrado que esta antigua práctica brinda resultados duraderos, de modo que cuando finaliza la meditación, se puede vivir la vida con mucha más consciencia del Ser Interior, apego desapegado, paz y beatitud. Los *mantras* también son herramientas poderosas para armonizar nuestras relaciones públicas en el mundo espiritual, como veremos en el Capítulo 9.

Aparte del uso de *mantras* en la meditación, también pueden repetirse durante la vida diaria[82], siempre que nuestra actividad no requiera pensar mucho, como conducir, limpiar, cocinar, etc. Ya sea que se cante en voz alta o se recite en el interior, el uso del *mantra* en la vida afectará profundamente nuestra energía. Cuanto más los usemos, más vibrará su patrón energético dentro de todo nuestro sistema y ganará poder. El patrón neuronal del *mantra* en nuestro cerebro se volverá cada vez más fuerte y los patrones bioquímicos y energéticos relacionados se volverán habituales. Finalmente, incluso recitar un *mantra* una sola vez puede tener el poder de cambiar inmediatamente un estado de ánimo desagradable.

Escribir *mantras* es otra práctica poderosa, concentrando y relajando

---

[80] Los perros, por ejemplo, probablemente se concentrarían más fácilmente en algún olor.

[81] Para cubrir tanto el oído como la vista, podemos usar mantra en combinación con *yantra*, consulte el Capítulo 6.

[82] Esta práctica se conoce como *"Japa"*.

a la vez, afectando tanto el hemisferio auditivo como el visual[83]. El *Nada Yoga* es otra tradición que vale la pena explorar, totalmente enfocada en las vibraciones sonoras internas.

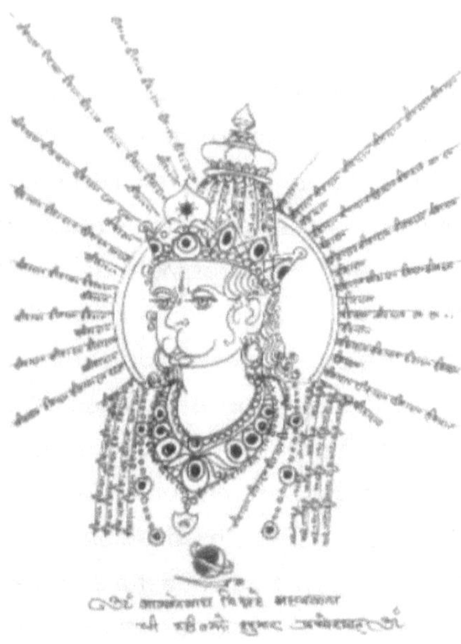

imagen 11. – Mi maestro Harish Johari creó esta especie de "mantra escrito" para Hanuman todos los días.

HABLA

Si bien el efecto energético de los *mantras* es mucho más relevante que su significado, muchos de ellos tienen un profundo significado para nuestra comprensión. En la antigua tradición yóguica, se ponía mucho énfasis en memorizar ciertos *mantras* y otra poesía espiritual. Este no era solo un medio para salvaguardar el conocimiento en un momento en que aún no existían libros. La misma repetición utilizada para memorizar este

---

[83] Véase el capítulo 7.

conocimiento también lo graba en nosotros como patrones neuronales, bioquímicos y energéticos, que continuarán afectando nuestros pensamientos y sentimientos

Hay poder en las palabras y en pensar la verdad. Incluso si las palabras son solo conceptos basados en otros conceptos, es mejor tener pensamientos positivos y relativamente organizados, en lugar de pensamientos negativos y sin sentido. Armado con palabras de verdad, el pensamiento negativo puede ser tomado por la lengua. Buscando el "yo soy" en cada pensamiento, se puede revelar la ilusión de cualquier pensamiento que vaya en contra de la ley de la unión. ¿Estamos hablando de "ustedes" o de "nosotros"? Las palabras verdaderas tienen incluso el poder de detener todo pensamiento y llevarnos al silencio. Tales palabras por lo general no son el producto del razonamiento. Vienen como pura intuición, un "ver" de la verdad convertida en sonido.

Pensar no es más que habla interiorizada, y entonces también somos los sonidos que pensamos. Las frecuencias sonoras repetidas, incluido su significado, tienen así un gran poder de transformación. Esta sabiduría nos enseña a estar atentos a las palabras falsas que frecuentemente hablamos o pensamos, ya que tienen consecuencias. Compartir nuestros conocimientos sobre la verdad también la generará a nuestro alrededor.

6
ESPACIO

La materia madre primaria del Espacio, que surgió del vacío de la eseidad o aspecto *Sat* del Ser Interior, ofrece muchas oportunidades para equilibrar los desequilibrios que afectan nuestro sentimiento de beatitud y desapego. Esto se relaciona principalmente con los elementos dentro de nuestro cuerpo físico, así como con la información sensorial que recibimos de nuestro entorno.

Respetar nuestro cuerpo como un templo hecho de cinco elementos es la actitud correcta para removerlo como un obstáculo en el camino, por mucho que pensemos que no somos el cuerpo. Los elementos se consideran sagrados en *Tantra* y se adoran al comienzo de muchos rituales.

Equilibrar los elementos y los sentidos relacionados trae paz en el nivel más material de nuestra existencia. Esa distracción mucho menor nos permite separarnos más fácilmente de nuestras formas y conectarnos con el espacio interior de nuestro ser verdaderamente sin forma. Cuanto más nos impresiona la realidad ilusoria creada por los sentidos, más persiste el sentimiento de separación, también conocido como el ego. Cuanto más nos identificamos con nuestra

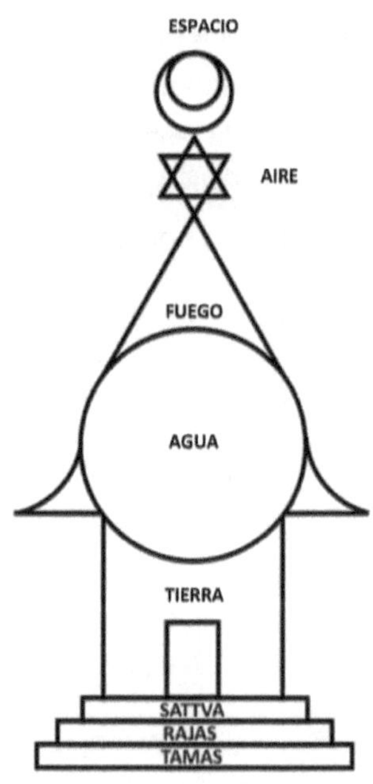

imagen 12. – El Templo (Stupa) del Cuerpo.

esencia sin forma, más podemos sentirnos conectados con todas las formas y seres en el Espacio del universo. Y cuanto más nos sentimos conectados, más se purifica nuestro poder de percepción, y todos los estímulos sensoriales se perciben como de beatitud[84]. Es el fundamento de todo arte verdadero y también del amor incondicional.

Como los elementos han evolucionado gradualmente a partir del elemento Espacio[85], la Tierra, como el elemento más denso, contiene todos los demás elementos. El agua incluye todos los elementos excepto la Tierra. El Fuego incorpora Aire y Espacio. El Aire está contenido en el Espacio y el Espacio es sólo Espacio. Esta percepción es esencial para trabajar con los elementos.

	Tierra	Agua	Fuego	Aire	Espacio
Tierra	x				
Agua	x	x			
Fuego	x	x	x		
Aire	x	x	x	x	
Espacio	x	x	x	x	x

Tabla 1. – Elementos contenidos dentro de los elementos

LOS SENTIDOS EXTERIORES

Los cinco elementos que surgieron del vacío del Ser Interior se experimentan a través de los cinco sentidos. Los sentidos son en realidad las mismas semillas de estos elementos. Experimentamos el elemento Tierra a través de todos los sentidos, incluido el sentido del olfato, mientras que todos los demás elementos puros no tienen olor. El elemento Agua nos llega a través de todos los sentidos excepto el olfato e incluido el gusto, mientras que los elementos restantes no tienen sabor, ya que la lengua necesita agua para saborear cualquier cosa. El elemento Fuego se experimenta a través de los sentidos del tacto, el oído y también la vista, mientras que el Aire y el Espacio permanecen invisibles. Así como podemos sentir el viento en nuestra piel, el Aire se experimenta a través

---

[84] La interpretación mas espiritual de "La belleza esta en el ojo del observador

[85] Véase el Capítulo 4.

de los sentidos del oído y también del tacto, mientras que el Espacio no se puede tocar. Finalmente, se sabe que el sonido también viaja a través de la materia oscura del espacio "vacío", que es la única forma en que se puede experimentar ese elemento cuando no hay otros elementos presentes, como en el espacio exterior.

	Tierra	Agua	Fuego	Aire	Espacio
Olfato	x				
Gusto	x	x			
Vista	x	x	x		
Tacto	x	x	x	x	
Audición	x	x	x	x	x

Tabla 2. Experiencia de los Elementos a través de los Sentidos.

Para encontrar ese espacio interior silencioso en el interior, no solo necesitamos cerrar los ojos. Tenemos que dejar de mirar, de lo contrario siempre quedará un espectáculo de luces visible detrás de los párpados. El retiro de los sentidos[86] es una cuestión de atención, la tortuga retirándose a su caparazón. No tenemos forma de dejar de escuchar por completo si todavía estamos escuchando. Si bien los sentidos del tacto, el gusto y el olfato son menos importantes para nosotros los humanos, lo mismo se aplica a todos. Meditar en la oscuridad, poner ceniza anestésica en la piel, tapar los oídos con una bola de algodón, enjuagar la boca con agua y quemar incienso al meditar, son formas antiguas fáciles que pueden ser muy útiles.

Retirar conscientemente la energía *pránica* de los sentidos es otro método, pero eso es principalmente una cuestión de atención, ya que la energía *pránica* sigue nuestro enfoque[87]. Cuando nos volvemos hacia adentro, la fuerza vital nos sigue naturalmente. De esta manera, concentrarse completamente en un objeto interno automáticamente elimina la atención de los objetos externos.

A demasiadas personas se les ha hecho creer que la meditación significa observar objetivamente la entrada sensorial del entorno, así

---

[86] *"Pratyahara"*, literalmente yendo en contra de lo que está llegando.

[87] Véase Capítulo 7.

como cualquier pensamiento o sentimiento. Esta técnica, también conocida como mindfulness o atención plena, todavía deja la mente llena de impresiones. Tal práctica es simplemente una muy buena preparación para la meditación. En la meditación real, ya no tenemos la sensación de estar sentados en algún lugar y realmente habitamos nuestro espacio interior, vacío de toda actividad sensorial externa.

La mente consciente es nuestra interfaz principal entre el interior y el exterior. Allí procesamos toda la información que nos llega de los sentidos a través de pensamientos y sentimientos, afectados también por las respuestas del sub-consciente, basadas en experiencias pasadas. Sin embargo, nuestro verdadero espacio interior se encuentra mucho más allá de las mentes consciente y sub-consciente. Ahí es donde nos lleva la verdadera meditación profunda, a ese ser vacío del Ser Interior.

Cuando nuestros sentidos están sobreexcitados, retirar nuestra atención de ellos se vuelve más difícil. Cuando nuestra entrada sensorial diaria es tranquila y placentera, los sentidos producen una fuerte sensación de seguridad, un mensaje de "todo está bien" de estos perros guardianes primarios. Satisfacer, armonizar y relajar nuestros sentidos siempre ha sido parte del estilo de vida yóguico. Los sonidos relajantes pero de baja vibración, los colores agradables en formas redondeadas, los olores terrosos sutiles y agradables, los alimentos sobrios pero creativamente satisfactorios, los tejidos naturales sobre la piel grasa, etc., pueden ayudar a calmar nuestros sentidos y nervios. Asimismo, en la medida de lo posible podemos evitar los tonos agudos y altos, los colores demasiado brillantes u oscuros en formas rectangulares, los olores muy excitantes o desagradables, la comida chatarra con sabores fuertes desequilibrados así como los tejidos incómodos y la piel seca e irritable. Sin permitir demasiada dependencia, cuando se presenta la ocasión, nos aseguramos de disfrutar y compartir buena comida, buena música, belleza natural, un gran abrazo, sin olvidar oler esa rosa que acabamos de pasar.

La sociedad moderna ha hecho de la sobrecarga sensorial la norma, solo para servir a la economía. Especialmente los medios modernos producen espectáculos de luz y sonido cada vez más intensos para mantener la atención de sus consumidores. Para permitir la meditación real, un ayuno de los medios de comunicación es esencial, especialmente para las personas que ya experimentan que se han vuelto demasiado sensibles a la información sensorial. En tales casos, los sentidos deben purificarse y relajarse antes de cualquier práctica meditativa.

LOS SENTIDOS INTERNOS

Los órganos de los sentidos externos entregan su información a los sentidos internos de la mente consciente[88], donde tiene lugar la experiencia real de la entrada sensorial. Los sentidos internos nos permiten visualizar objetos sensoriales relajantes en nuestra mente, sin necesidad de que esos objetos existan fuera de nosotros. Mantener el espacio interior al principio es más fácil si podemos colocar alguna forma dentro de él. Por lo tanto, las imágenes se utilizan como objetos de concentración en la meditación.

Nuestro hemisferio izquierdo, más racional, se dedica principalmente a las palabras, mientras que el hemisferio derecho, más emocional, piensa más en imágenes[89]. El uso simultáneo de palabras e imágenes en la meditación es una práctica tántrica muy poderosa que puede ser muy útil para superar las dificultades de concentración[90]. Se puede utilizar una amplia variedad de poderosas imágenes simbólicas arquetípicas como una llama, un loto, el sol, el símbolo *Aum*, etc. Si bien el significado real de tales imágenes puede ayudarnos a motivarnos a concentrarnos, la ciencia tántrica ha desarrollado objetos visuales muy particulares que tienen efectos energéticos similares a los de los *mantras*.

Dichos *Yantras* son patrones geométricos basados en una comprensión profunda de los efectos de varias formas y colores en nuestra energía. Solo la práctica de tener un *yantra* en un lugar dominante

---

[88] Los *"Tanmatras"*, responsables también de todas las percepciones sensoriales en los sueños.

[89] Véase el Capítulo 7.

[90] La meditación a menudo se ve perturbada por pensamientos que se manifiestan como palabras o imágenes. El uso de sonido e imagen en la meditación bloquea estos dos puntos de entrada para los pensamientos.

en nuestro hogar tendrá un efecto similar a, por ejemplo, tocar de forma regular música meditativa. Todos tienen un punto central[91], que es el foco de concentración y la esencia del *yantra*. Algunas personas pueden imaginar inmediatamente en su mente un *yantra* completo con todos los círculos, cuadrados, pétalos y colores. Por lo general, también son buenos para dibujar.

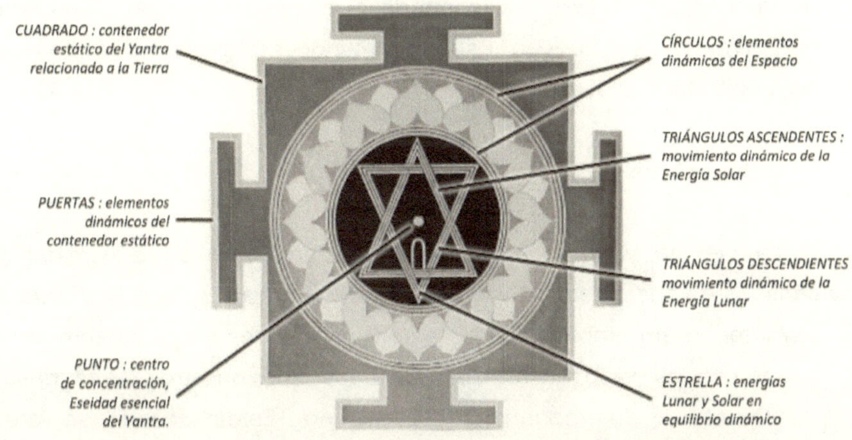

imagen 13. – Ejemplos de la "gramática" de los Yantras.

Para la mayoría de las personas, para conocer realmente el *yantra*, primero tienen que pintarlo. Un *yantra* se pinta de afuera hacia adentro, por lo que lo último que se agrega es el punto central. Entonces también en nuestra mente lo reconstruimos de esa manera. La forma exterior suele ser un cuadrado, pero con algunas puertas añadidas. De esta manera, el cuadrado no se vuelve demasiado cuadrado y, por lo tanto, menos estático. El cuadrado es necesario para que podamos centrar nuestra atención dentro de un campo determinado. Los *Mandalas*, por ejemplo, son circulares, que es la forma más dinámica. El círculo es una expansión del punto, por lo que mantener estable una imagen circular en nuestra mente es muy difícil. Siempre tiende a crecer más. Dentro del cuadrado normalmente se dibujan uno o más círculos, contenidos por el cuadrado.

---

[91] El *"Bindu"*.

Dentro de los círculos a menudo hay triángulos, que crean un movimiento hacia arriba o hacia abajo de la energía. El punto en el medio representa la energía más esencial del *yantra* y, en última instancia, el Ser Interior.

El efecto de cada color utilizado dentro de estas formas geométricas también es muy importante. Cuando visualizamos tal color, produce el color complementario dentro de nosotros, y ese es el color que en realidad estamos buscando en términos de efecto[92]. En las etapas finales de la meditación *yantra* solo queda el punto, que luego se expande naturalmente en nuestro Espacio interior profundo, invitándonos a sumergirnos.

LOS ELEMENTOS

La ciencia yóguica proporciona muchas formas de eliminar los sentidos de sus objetos externos y conducirnos al Espacio sin forma del Ser Interior. Sin embargo, todavía somos nosotros los que necesitamos hacer ese esfuerzo, y la experiencia es que nuestros otros deseos fácilmente se interponen en el camino. Estos deseos se crean principalmente a través de la identificación con los desequilibrios en los cinco elementos de nuestro cuerpo, mientras que el deseo de meditar puede verse como el deseo de ir más allá de los elementos. Entonces, equilibrar los elementos en el cuerpo físico se convierte en una forma importante en la que podemos facilitar el retiro de los sentidos, que siempre brindan información que distrae de los elementos.

La identificación con el elemento Tierra, que crea la forma del cuerpo físico, conduce al deseo básico de seguridad en términos de dinero, posesiones, salud, etc. Identificación con el elemento Agua, en el que experimentamos nuestras emociones brutas como sensaciones a través de la intermediario de neurotransmisores, hormonas, etc.[93] conduce al deseo básico de complacer la mente y los sentidos. La identificación con la luz del elemento Fuego, en el que nos sentimos expuestos a la mirada

---

[92] Detalles completos en "Tools for Tantra", Harish Johari, Destiny Books 1988.

[93] El plasma sanguíneo, el plasma celular y también el líquido cefalorraquídeo.

de los demás, conduce al deseo básico de estatus social. La identificación con el elemento Aire, que nos conecta con los demás como principal portador de la fuerza vital, conduce al deseo básico de amor incondicional y unión. La identificación con el elemento Espacio, que nos permite observar las cosas a distancia, conduce al deseo básico de comprensión. La identificación con la fuente de todos los elementos conduce al deseo básico de iluminación en el desapego de los elementos.

ELEMENTO	PROPIEDAD	DESEO
Tierra	Forma	Seguridad
Agua	Sensación	Placer
Fuego	Iluminación	Estatus
Aire	Conexión	Amor
Espacio	Distancia	Comprensión

Tabla 3. Deseos de los Elementos relacionados con sus Propiedades Básicas

Si nuestra meditación se ve perturbada, por ejemplo, por el deseo de una taza de chai, entonces el elemento Agua puede haber producido el deseo por su sabor placentero. O el elemento Fuego puede haber anhelado la confianza en sí mismo producida por las hierbas picantes del interior. Asimismo, el elemento Aire pudo haber apoyado el deseo particular por el sabor dulce, para calmar algún sentimiento de soledad. La desidentificación de estos deseos siempre es nuestra elección, pero cuanto más podamos mantener los elementos en nuestro cuerpo equilibrados, menos energía necesitaremos gastar en ello.

En consecuencia, cualquier yoga, incluido el *Jnana Yoga*, está relacionado con el *Ayurveda*, la antigua ciencia védica de la salud[94]. El principio más importante de *Ayurveda* hace referencia directamente a los

---

[94] Véase también "Yoga & Ayurveda" en youtube.com/youyoga.

desequilibrios en los elementos, que se denominan *Doshas*[95]. Los "Doshas" se refieren tanto a desequilibrios temporales como a desequilibrios innatos que se consideran tipos de cuerpo. Los desequilibrios en los elementos Tierra y Agua conducen a un exceso o escasez de Mucosidad *Dosha*[96] en el cuerpo. Los desequilibrios en los elementos Fuego y Aire conducen a un exceso o escasez de Bilis *Dosha*[97]. Los desequilibrios en los elementos Aire y Espacio conducen a un exceso o escasez de Viento *Dosha*[98] o gases.

	Tierra	Agua	Fuego	Aire	Espacio
Mucosidad	x	x			
Bilis			x	x	
Viento				x	x

Tabla 4, Relación entre los Doshas y los Elementos

Si bien estos desequilibrios son las causas principales de la mayoría de las enfermedades del cuerpo físico, apoyan y son apoyados por los desequilibrios emocionales. Las emociones pueden ser desencadenadas por cualquier aspecto de nuestro ser, pero el ciclo de retroalimentación emocional con el cuerpo físico a menudo determinará la facilidad con la que podemos desprendernos de cualquier sentimiento desagradable o apegarnos a emociones más agradables.

BILIS	MUCOSIDAD	VIENTO
Enojo	Tristeza y Desagrado	Miedo

Tabla 5. Estados Emocionales provocados por Doshas desbalanceados.

---

[95] A veces, "Doshas" se traduce como "humores", pero esto se refiere a un sistema griego antiguo algo similar que, sin embargo, se limita a los fluidos corporales.

[96] El *"Kappha Dosha"*.

[97] El *"Pitta Dosha"*.

[98] El *"Vata Dosha"*.

Más detalles sobre este tema se originan en la antigua ciencia tántrica de *Rasa Sadhana*[99]. Por ejemplo, si hay exceso de bilis, la ira se soporta fácilmente. Si se altera la mucosidad, la tristeza y el asco aparecen con facilidad. Si el viento es excesivo, el nerviosismo y la ansiedad aumentarán.

Además, cada cuerpo individual tiene un tipo de cuerpo original o *Dosha* personal que se puede definir como una mezcla particular de los *Doshas* de mucosidad, bilis y viento. Por lo tanto, la bioquímica innata de las personas puede estar dominada por la bilis, la mucosidad o el viento, o por una combinación de dos de estos, o incluso tener un equilibrio relativamente bueno entre los tres. De esa forma nuestro tipo de cuerpo define el tipo de desequilibrios emocionales que serán predominantes en nosotros, así como las formas en que nos equilibraremos en los elementos.

Cualquier desequilibrio en el viento, la mucosidad o la bilis creará, respectivamente, una perturbación en el pensamiento, el sentimiento o la acción. Por ejemplo, demasiados gases en los intestinos irritarán los nervios, por lo que nuestro pensamiento se volverá más nervioso. La falta de *Prana* es el principal problema opuesto, disminuyendo nuestra percepción. La escasez de mucosidad puede provocar sensaciones de "sequedad" y falta de empatía, mientras que un exceso de mucosidad puede provocar una sensibilidad excesiva. Cuando la bilis es baja, no solo nuestro fuego digestivo será débil, sino que también experimentaremos una confianza reducida y una pereza creciente. Cuando la bilis está en exceso, podemos experimentar reflujo ácido, dolores de cabeza, aumento de la irritabilidad y acciones contundentes.

Hasta cierto punto, estos desequilibrios pueden detectarse directamente controlando tanto la temperatura de nuestro cuerpo como la humedad en nuestra boca. La mucosidad es húmeda y fría, la bilis es caliente y seca, mientras que los gases del viento *Dosha* producen tanto una sensación de frío como de sequedad (ver Tabla 6).

Una forma sencilla de trabajar con los elementos es, por ejemplo, usar

---

[99] Ver "The Yoga of the Nine Emotions: The Tantric Practice of Rasa Sadhana", Peter Marchand, Destiny Books 2006.

un poco de agua y jengibre fresco[100]. El exceso de mucosidad se puede reducir fácilmente aumentando el calor tomando un té de jengibre fuerte y caliente. El exceso de bilis se puede reducir aumentando el frío bebiendo un poco de agua, mejor sin agregar hielo o el efecto podría revertirse. El exceso de gases debe abordarse con una combinación sutil de calor y humedad, usando un té de jengibre tibio y más suave. Si observarnos continuamente incluye vigilar la temperatura corporal y la humedad de la lengua, podemos descubrir rápidamente cualquier desequilibrio. Mantener solo un poco de agua y jengibre fresco cerca, a menudo puede ser suficiente para manejarlo. Por supuesto, en caso de desequilibrios más graves, es recomendable buscar la ayuda de un médico Ayurvédico.

	BILIS	MUCOSIDAD	VIENTO
TEMPERATURA	caliente	frío	frío
HUMEDAD	seco	húmedo	seco
INCREMENTO	té fuerte	agua	té suave
DECREMENTO	agua	té fuerte	té suave

Tabla 6. Doshas, Temperatura y Humedad y cómo cambiar los Doshas usando agua o té de jengibre.

Se sabe que diferentes alimentos producen más bilis, mucosidad o viento, dependiendo también de cómo se preparen[101]. Para satisfacer el sentido del gusto y que no nos molesten los antojos de sabor, una comida debe tener los seis sabores primarios en las proporciones adecuadas: dulce, agrio, salado, picante, amargo y astringente. Junto al efecto directo del sabor, existe otro impacto más duradero durante y después de la digestión. Se deben estudiar muchos más detalles para equilibrar el enorme impacto que tiene la digestión en nuestra energía y bienestar

---

[100] En comparación con otras especias picantes que también podrían funcionar, el jengibre fresco tiene la ventaja particular de no secar demasiado, lo que es especialmente útil cuando los gases están desequilibrados.

[101] Véase también "Yoga Food" en youtube.com/youyoga.

emocional[102].

No solo es importante lo que comemos, sino también cómo y cuándo comemos. Evitar comer en exceso es una forma principal de combatir las emociones negativas[103]. Una muy buena práctica aquí es decidir cuánto comeremos de una comida en particular antes de que nuestras papilas gustativas se involucren. Llenamos nuestro plato con lo que parece ser la cantidad correcta de comida y no tomamos segundas raciones.

Los ayunos de alimentos reales se pueden usar para reequilibrar los elementos y aumentarán considerablemente nuestra capacidad para mantener la mente quieta. Entonces nos damos cuenta del "embelesamiento" que nuestros hábitos alimenticios están creando todo el tiempo en nuestra mente, confundiendo nuestro enfoque. La meditación se hace mejor antes de las comidas y si, por ejemplo, durante unas vacaciones queremos meditar mucho, entonces es recomendable comer con más moderación.

El ejercicio físico ayudará a la digestión así como a la circulación de la sangre y otros fluidos en nuestro cuerpo. Caminar, correr, las posturas de yoga, etc. obviamente ayudan a eliminar el exceso de estrés del cuerpo[104]. Las posturas de conexión a la Tierra son especialmente necesarias para "salir de nuestra cabeza" y conectarnos con la Tierra para liberar la tensión.

Algunas posturas particulares son bien conocidas para promover la mucosidad, la bilis o el viento, o ayudar a reducirlos. Nuestra secuencia diaria de posturas de yoga debe crearse de acuerdo con nuestro *Dosha* personal o tipo de cuerpo y adaptarse de acuerdo con cualquier desequilibrio temporal en los elementos, como se muestra en la Tabla 7. Por ejemplo, el famoso saludo al sol es muy bueno (++) para el ejercicio diario. práctica en personas dominadas por la mucosidad y también aconsejable para personas dominadas por el viento *Dosha* (+). Sin embargo, aquellos dominados por la bilis (-) se beneficiarían mucho más al elegir los saludos a la luna más refrescantes en su secuencia diaria (++).

Por último, pero en realidad primero, desarrollar una postura sentada

---

[102] Véase "Ayurvedic Healing Cuisine", Harish Johari, Healing Arts Press 2000.

[103] En palabras de Harish Johari, "es mejor comer comida chatarra que demasiada comida.

[104] Véase el capítulo 7.

cómoda para la meditación es el objetivo original de toda la práctica de la postura de Asana, sin la cual mantener la meditación profunda es simplemente imposible[105].

	VIENTO	BILIS	MUCOSIDAD
POSTURAS SENTADOS			
Sidhasana (loto)	++	+	+
Vajrasana (diamante)	++	+	+
Simhasana (león)	+	-	++
Virasana (héroe)	+		+
POSTURAS DE PIE			
Vrikshasana (árbol)	++	++	
Trikonasana (triángulo)	+	++	
Virabhadrasana (guerrero)			+
POSTURAS DE INVERSIÓN			
Sirshasana (apoyada en la cabeza)	+	-	+
Sarvangasana (apoyada en los hombros)		+	+
Adho Mukha Vrksasana (parado de manos)			++
FLEXIÓN ANTERIOR			
Janu Sirshasana (cabeza a la rodilla)	++		-
Adho Mukha Svasana (perro boca abajo)			+
Urdha Mukha Svasana (perro boca arriba)			+
FLEXIÓN POSTERIOR			
Bhujangaasana (cobra)	++	+	
Shalabhasana (langosta)	++		+
Navasana (barco)		+	
Matsyasana (pez)		+	
Dhanurasana (arco)		+	+
Halasana (arado)			+
Ushtrasana (camello)			+
DE TORSIÓN			
Bharadvajasana (torsión de columna sentado)	+		
Padasana (torsion soga)	+		
Ardha Matsyendrasana (señor de los peces)		+	
POSES DE DESCANSO			
Balasana (feto)	+	+	
Kurmasana (tortuga)	+	++	
Yoga Mudra (sello yóguico)	+	+	
Shavasana (cadaver)	++	++	
SURYA NAMASKAR (saludo al Sol)	+	-	++
CHANDRA NAMASKAR (saludo a la Luna)		++	-

Tabla 7. Impactos Positivos y Negativos de la Práctica Diaria de Asana.

---

[105] Véase el Capítulo 13.

Existen tantas otras formas de equilibrar cualquier desequilibrio en el Espacio de nuestro cuerpo, incluyendo muchas terapias físicas como masajes, manipulaciones quiroprácticas, osteopatía, etc. Conocer algunos remedios caseros básicos, con los que cortar un desequilibrio de raíz, puede ser muy servicial. Definitivamente es mejor dejar que el problema se agrave aún más, mientras esperamos una cita con el médico. Por último, pero no menos importante, la forma en que lidiamos con el sueño, el sexo y muchos otros hábitos en la vida también afectará nuestra capacidad elemental de buscar la paz, la alegría y el amor.

Por supuesto, no siempre se puede garantizar el bienestar físico, y entonces es nuestra elección desconectarnos o no de cualquier señal perturbadora. Algunas técnicas yóguicas incluso producirán molestias físicas conscientemente para enseñarnos a distanciarnos del cuerpo[106]. En todo momento, debemos ser conscientes de la naturaleza transitoria de nuestro cuerpo, razón por la cual los lugares de cremación a menudo se asocian con una práctica yóguica profunda. Nunca debemos obsesionarnos con nuestra comida, ejercicio u otras comodidades corporales, para que eso no se convierta en una fuente de infelicidad, desequilibrio y falsedad en sí mismo. Los hábitos saludables que se ajusten a nuestra constitución física personal son la mejor forma de mantener el equilibrio[107]. A medida que envejecemos, los elementos se descontrolan más fácilmente, por lo que vale la pena desarrollar esos hábitos saludables personales mientras somos jóvenes. Sin embargo, si bien a veces puede ser necesaria una dieta estricta para restablecer el equilibrio, ser demasiado estricto con los alimentos a largo plazo hace que la digestión sea demasiado sensible. Entonces se vuelve difícil viajar o tener que comer alimentos menos balanceados.

La complementariedad de las cosas es una parte muy importante de la forma en que el Ser Interior no dual se manifiesta dentro de la dualidad. Equilibrar los elementos de nuestro cuerpo es una aplicación muy práctica de la ley de la unidad en la diversidad, que es la ley del amor.

---

[106] Especialmente los *Sadhus* de la India son conocidos por sus lechos de clavos o cristales rotos, así como por muchas otras prácticas dolorosas. Uno de ellos me dijo una vez que se trataba de crear una incomodidad permanente, para no olvidar nunca la verdadera fuente de consuelo.

[107] Véase el Capítulo 12.

Cada elemento merece alguna atención, tiene algún lugar dentro del todo, pero siempre en equilibrio con los demás elementos. Darle a cada elemento su Espacio apropiado, influirá mucho en nuestro sentimiento de amor hacia todos y hacia todo.

AMOR

Muchas de nuestras relaciones amorosas se basan en un intercambio equilibrado entre los elementos, aunque también los cuerpos energéticos más sutiles están muy involucrados[108]. Esperamos que los demás apoyen y no amenacen nuestros deseos elementales de seguridad, placer, estatus social, conexión, comprensión y paz, todos ellos relacionados con los elementos[109]. Sin embargo, los malentendidos nunca pueden evitarse por completo, incluso si una actitud de comunicación abierta puede resolver muchos de ellos.

Si mantenemos los elementos de nuestro cuerpo en equilibrio, entonces los deseos relacionados estarán más equilibrados y también lo estarán nuestras relaciones. Por ejemplo, si nos distraemos y nos olvidamos de comer en el momento adecuado, tanto nuestra bilis y viento *Doshas* se verán perturbados por ello. El resultado será la sequedad, que irritará los nervios, perturbando aún más primero el viento y luego la bilis. Entonces, si nuestro amado se retrasa un poco en preparar la cena, el fuego de nuestra ira puede encenderse rápidamente.

Todos somos hijos de la materia madre del Espacio y por extensión de los elementos. Como tal, todos somos parientes, verdaderamente hermanos y hermanas. Si bien somos iguales en consciencia y energía básicas, también somos completamente únicos, cada uno de nosotros. Practicar el amor incondicional significa que aceptamos a todos y todo como si estuvieran en un lugar particular, en un estado específico de cuerpo y mente, con necesidades y deseos naturales específicos.

---

[108] Véase el Capítulo 7.

[109] Véase el Capítulo 7.

Si bien hay una tendencia a comparar a los demás según nuestras propias medidas, el amor verdadero requiere la empatía para ver el punto de vista del otro. Si bien tenemos el deber de defender nuestro propio espacio, podemos aceptar el mismo deber en los demás. Bailar siempre en armonía[110] con los demás y con nuestro entorno es una parte del camino yóguico que se pasa por alto. Sin embargo, nada puede perturbar una meditación real tanto como los problemas dentro de nuestras relaciones.

El amor es sentir y ver la belleza. Al ver la belleza, creamos belleza. Todas las artes son una expresión de esta idea. Cuando nos sentimos perturbados por dentro, la belleza es difícil de ver y entonces el arte se convierte en terapia. Desde el pacífico silencio del Ser Interior, el universo entero no es más que hermoso. De esta manera, vemos la belleza en cada ser que conocemos. Al conectarse con la belleza interior de otro, la belleza exterior se hace evidente, incluidas las arrugas. Vivir la vida en amor significa tener la naturaleza de una flor de loto. Raíces profundas en el barro, brillamos intensamente. Lo imperfecto no disminuye lo perfecto. Otros también teniendo esas raíces no reducen el resplandor de las flores que manifiestan.

Por lo tanto, nos conectamos, y el compartir se convierte en la actitud principal cuando se trata de la materia del Espacio, que de todos modos recibimos de la misma madre. Si bien la riqueza material siempre está limitada de alguna manera, el amor y la luz, la excelente cocina y la música sincera se pueden compartir fácilmente sin disminuir. Comparta la vida sencilla, el pensamiento elevado, el amor.

Sin embargo, no es tan fácil amar a todos, ya que las energías no siempre coinciden. Es natural ejercer nuestro amor incondicional universal primero con una persona afín en una relación de amor[111]. Si dos personas realmente se aman incondicionalmente, crearán un poder tremendo. Serán como un refugio seguro el uno para el otro, donde siempre podrán retirarse, donde siempre podrán encontrar aceptación,

---

[110] *"Dharma"*, que significa "armonía" o "rectitud".

[111] Véase también "The Yoga of a Love Relationship" en youtube.com/youyoga.

consuelo, amabilidad y el Ser Interior. Si dos pueden encontrarse en una burbuja de amor tan incondicional, esta burbuja puede expandirse e influir en otras personas, tal vez en los niños, la familia, los amigos, el vecindario, etc. Así es como a menudo se crea en la práctica una comunidad amorosa.

El Ser Interior divino está presente en todos. No necesitamos amar a las personas en Marte, ya que el Ser Interior también está allí cuidando del amor que necesitan. Comenzamos con los que están cerca, esa es la forma natural. Por supuesto, el ego puede, y hará un desastre de ello a veces, pero ese siempre será el caso, ya sea que amemos a uno o a todos. No permita que ninguna idea sobre el celibato se interponga en el camino de un sincero deseo de conectarse con alguien especial. Si todos nos convertimos en renunciantes, ¿dónde nacerán aquellos que verdaderamente sientan la necesidad de renunciar sin esfuerzo?

7
TIEMPO

La energía primaria del tiempo que emergió de la beatitud inmutable o aspecto *Ananda* del Ser Interior, está eternamente cambiando, bailando, palpitando, respirando. Es el poder mismo de la ilusión y el juego de la vida[112]. Esta misteriosa energía "electromagnética" llamada *Prana* adopta muchas formas, desde la primera chispa del Big Bang hasta las vibraciones que se encuentran dentro de las partículas subatómicas más diminutas, la energía de la luz de la luna, la fuerza vital del aire que respiramos, la energía mental de la ansiedad, la beatitud pura del Ser Interior, etc. Siempre cambiante, siempre confuso, siempre jugando por el juego mismo, de la vida misma.

El cambio no puede existir sin dualidad ya que siempre crea una dualidad entre dos estados opuestos en el tiempo. Algo caliente enfriándose, alguien pacífico estresándose, esto convirtiéndose en aquello. Dada esta naturaleza siempre cambiante e intrínsecamente dual de la fuerza vital, el yugo del yoga[113] no solo simboliza la unión, sino también el equilibrio. Cuando el más y el menos se equilibran, el resultado es cero, neutralidad, no dualidad. Del mismo modo, trabajar con la fuerza vital significa crear una energía neutra, no dual, equilibrando las energías opuestas, ya sea que se presenten como dualidades, trinidades o incluso en una diversidad superior.

Afortunadamente, vivimos en un cosmos, no en un caos total. Detrás de la deslumbrante multitud de fenómenos creados por el poder del Tiempo y la fuerza vital, podemos descubrir los cambios más esenciales

---

[112] Ese poder aparece como la ilusión cósmica (*Maya*) y como el juego o puesta en escena divina de la vida (*Leela*).

[113] Yoga se refiere a la raíz de la palabra "yugo", una barra de madera que uno lleva sobre ambos hombros para unir y equilibrar dos objetos opuestos, como baldes.

que tienen lugar y aprender a trabajar con ellos. Con ese propósito, la ciencia yóguica nos ofrece muchas formas de comprender mejor la naturaleza de nuestra energía vital. Así que, abróchese el cinturón de seguridad, ya que este capítulo realmente largo nos guiará a través de los muchos juegos que juega nuestro *Prana* y cómo podemos jugar con él.

Como la consciencia y la energía son solo dos lados del mismo ser, algunas enseñanzas[114] equiparan al *Prana* con el Ser Interior. Es algo confuso porque *Prana* generalmente se ve como la energía que absorbemos a través de la respiración. Las prácticas relacionadas con *Prana* son en su mayoría ejercicios de respiración. Sin embargo, seguramente, con cada respiración que tomamos, inhalamos consciencia así como *Prana*. El *Prana* particular en manifestación que se relaciona más directamente con la consciencia es en realidad *Kundalini*, que exploraremos al final de este capítulo.

El Tiempo Eterno es, por supuesto, un gran objeto de meditación, como ya se explicó en el Capítulo 3 como una práctica basada en semillas. Además, el tiempo como fuerza de vida eterna nos trae la verdad de la inmortalidad. Como exploraremos extensamente en el Capítulo 8, nuestras almas son eternas y la muerte es la ilusión. El tiempo es el árbol que muda sus hojas en otoño solo para dejar espacio para que nazcan nuevas hojas frescas en primavera. La energía del Tiempo es la gran madre de todos y nos enseña a amar la impermanencia de las cosas. El tiempo eterno enseña el no-apego a lo que venga, ya que siempre tiene que irse en algún momento para dejar espacio a algo más.

EL CUERPO PRÁNICO

El primer cuerpo sutil que existe dentro y alrededor del cuerpo físico es el cuerpo *Pránico*[115], donde experimentamos directamente nuestros sentimientos brutos como la ira o la alegría. Debe verse como la interfaz

---

[114] "Consciousness and the Absolute: The Final Talks of Sri Nisargadatta Maharaj", editado por Jean Dunn, The Acorn Press.

[115] *"Pranamayi Kosha"*, el "cuerpo de energía vital".

entre el cuerpo y la mente, afectando a ambos y siendo afectado por ambos. Verdaderamente todos los cuerpos sutiles están hechos de *Prana*, pero en el cuerpo *Pránico* no hay mucho más que pura vibración energética que produce la sensación de emociones particulares. Comúnmente se le llama *Aura*, y si nos encontramos con alguien y entramos en su campo de energía, podemos sentir que afecta nuestra propia energía. El cuerpo *Pránico* se extiende aproximadamente a un brazo de distancia del cuerpo físico. Mantener la distancia de dos brazos ayuda cuando no queremos que la energía bruta de alguien nos afecte tan directamente. Esto puede ser especialmente recomendable cuando se trata de personas emocionalmente inestables.

Como la fuerza de vida *Pránica* siempre fluctúa, el cuerpo *Pránico* crea continuamente cambios en nuestra mente. Como nuestra principal fuente de *Prana* es la respiración, los patrones de respiración influyen fuertemente en la calidad de nuestra actividad mental. Además, debido al cerebro, la mente necesita un suministro continuo de *Prana* a través de la respiración, de lo contrario, finalmente tiene que dejar de pensar.

"Deja de respirar y la mente se detendrá" es una de las ideas yóguicas más esenciales, que nos enseña cómo reducir la velocidad de los pensamientos o dejar de pensar por completo. La retención de la respiración[116] es una de las prácticas de respiración más poderosas, ya que calma inmediatamente el cuerpo *Pránico*. Le permite a uno reducir instantáneamente cualquier actividad mental desagradable y reconectarse con el Ser Interior. Además, es una ayuda fabulosa en la meditación.

Es aconsejable contener la respiración después de inhalar durante el tiempo que se sienta cómodo, seguido de una exhalación prolongada. También es posible contener la respiración después de exhalar, pero no debe hacerse por mucho tiempo sin el entrenamiento adecuado. En última instancia, la práctica de la retención de la respiración implica el

---

[116] *"Kumbhaka"*, refiriéndose al torso como una "olla" llena en este caso de aire.

cese total de la respiración en meditación profunda. Si bien cualquiera puede practicar formas leves de retención de la respiración sin mucha más información, las prácticas avanzadas de retención de la respiración requieren una enseñanza formal. Existe el uso de "bloqueos" particulares dentro del cuerpo físico[117], y la correcta acumulación de proporciones entre los tiempos necesarios para inhalar, retener y exhalar[118].

NUEVE ENERGÍAS EMOCIONALES

Los nueve *Rasas*[119] son las energías esenciales del cuerpo *Pránico*, que representan un conjunto de emociones y estados de ánimo que pertenecen a la misma "familia" de emociones. Si bien los nueve *Rasas* en sí mismos son energías claramente definidas que afectan el cuerpo y la mente, las emociones resultantes[120] se manifiestan en una multitud de variedades. Su interpretación se ve afectada por antecedentes personales y culturales.

RASA	EMOCIONES Y EXPRESIONES RELACIONADAS
Amor	Belleza, sentimiento estético, devoción
Humor	Júbilo, risa, sarcasmo
Asombro	Curiosidad, asombro, misterio
Calma	Paz, relajación, descanso.
Enojo	Violencia, irritación, estrés
Coraje	Heroísmo, determinación, confianza
Tristeza	Compasión, lástima, simpatía
Miedo	Terror, ansiedad, nerviosismo, preocupación
Desagrado	Depresión, insatisfacción, autocompasión

Tabla 8. Los Nueve Rasas o Esencias Emocionales

---

[117] Llamado *"Bandhas"*, que significa "sostener".

[118] La mayoría de las enseñanzas culminarán en la proporción 1-4-2 que representa los tiempos de inhalación, retención y exhalación, pero existen muchos otros sistemas.

[119] "The Yoga of the Nine Emotions: The Tantric Practice of Rasa Sadhana, Peter Marchand, Destiny Books 2006.

[120] *"Bhavas"* o emociones.

Conocer los mecanismos particulares de cada uno de los nueve *Rasas* nos ayuda a ver por qué un cierto estado de ánimo viene y permanece. Podemos utilizar ese conocimiento para lograr un mayor control emocional. También podemos utilizar nuestras emociones como máscaras, que podemos ponernos si es necesario en la comunicación. Algunas personas, por ejemplo, pueden no ser capaces de tomar en serio un simple "no", si no realizamos una pequeña muestra de ira.

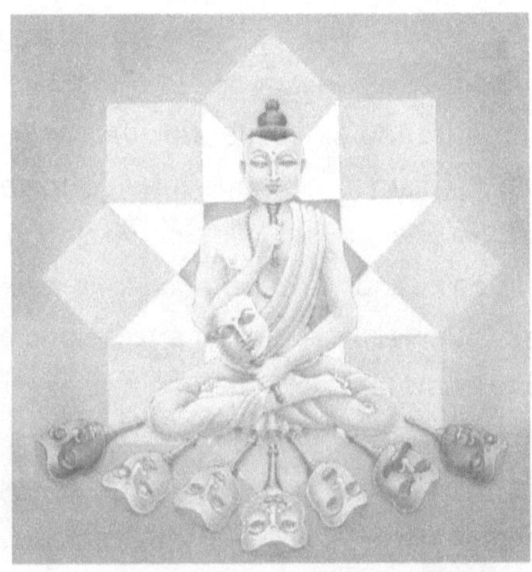

imagen 14. – Los 9 Rasas como máscaras usadas por el Yogui[121].

Estas esencias emocionales son reconocidas por todos y por la mayoría de las culturas, pero la mayoría de la gente sabe poco sobre ellas. Las tradiciones yóguicas ofrecen una gran comprensión de su relación con otras energías Pránicas. Los *Rasas* pueden ser particularmente útiles para lograr el objetivo principal del yoga: ser felices cuando queramos. En el Capítulo 6 ya hemos discutido cómo los afectan los elementos del cuerpo físico, y en los siguientes párrafos los encontraremos muy a menudo cuando las manifestaciones particulares de *Prana* los influyan.

---

[121] Pintura de Pieter Weltevrede.

Por supuesto, los apegos del ego son la causa principal de todas las emociones desagradables. Allí se revela el sub-consciente como el origen más fundamental de estos sentimientos, que contiene los desencadenantes emocionales más poderosos[122]. Aprender a jugar con su naturaleza energética hace que sea mucho más fácil mantenerse alejado de los sentimientos de infelicidad, pero aún así es nuestra elección no tan consciente apegarnos o no.

Las esencias emocionales se diferencian principalmente por la forma en que experimentamos nuestros apegos. La ira surge cuando alguien le ha faltado el respeto a algún apego. El miedo surge cuando nuestro apego parece amenazado en el futuro, ya sea por otra persona, la naturaleza, nosotros mismos o lo que sea. La tristeza llega cuando un apego ya se ha ido, lo que provoca el dolor de la separación. El desagrado y la depresión surgen cuando desaparece algún apego y nos culpamos a nosotros mismos. Todos representan el error esencial que comete el ego al apegarse fuertemente a algo, mientras que por naturaleza todas las cosas tienen que desaparecer en algún momento. El ego a menudo tiene ideas tan fijas sobre lo que necesita para ser feliz, que prefiere la infelicidad a la alegría de dejar ir lo que va y ver lo que sigue.

Las emociones agradables representan formas más veraces de lidiar con el apego. La naturaleza misma del amor es apegarse, pero al mismo tiempo podemos desapegarnos de ese apego. Simplemente aceptamos que llegará el momento del desapego e incluso podemos abrazar el dolor natural que puede traer. Si algún apego desaparece o se ve amenazado, podemos reírnos de ello, sintiendo humor al ver la broma que es el ego. ¿No abre todo desapego espacio para algún nuevo apego o amor? O podemos maravillarnos ante el milagro a través del cual los apegos parecen ir y venir en la vida. Podemos armarnos de valor para seguir trabajando por nuestros apegos, incluso si sabemos que son temporales.

---

[122] Véase el Capítulo 8.

La paz entonces es el *Rasa* sin *Rasa*, una emoción poco emocional, neutra, que se crea aceptando el desapego.

El *Rasa Sadhana* es una antigua tradición tántrica de ayuno emocional[123]. Nos prometemos que por algún tiempo no nos involucraremos con uno de los *Rasas* menos agradables o nos enfocaremos completamente en uno de los *Rasas* más agradables[124]. Cuando hacemos esta práctica con ira, por ejemplo, cada vez que surge alguna irritación, simplemente recordamos nuestra promesa de no ceder ante ella. Eso creará una distancia entre nosotros y el sentimiento de ira, que a menudo es suficiente para disolver la ira. Si no, se pueden usar muchas otras técnicas más energéticas para ayudar a disolverlo, como la respiración, la dieta, el *mantra*, etc. Por supuesto, no se trata de supresión emocional, sino de ejercitarnos para dejar ir los sentimientos. A través de este ejercicio regular, aprendemos que realmente podemos dominar nuestras emociones. Después de un tiempo, eso puede suceder sin esfuerzo, incluso si a veces un sentimiento más profundo relacionado con un apego más profundo puede necesitar primero ser sentido a fondo, antes de que pueda disolverse[125].

EL MOVIMIENTO DEL PRANA

También se pueden encontrar distintos tipos de energía Pránica en la forma en que el *Prana* se mueve dentro del cuerpo a través del intermedio del elemento Aire[126]:

---

[123] "The Yoga of the Nine Emotions: The Tantric Practice of Rasa Sadhana", Peter Marchand, Destiny Books 2006.

[124] Por lo general, comenzamos con un día y luego lo extendemos a unos pocos días, siempre con algún tiempo de por medio. Esto puede incrementarse lentamente a una semana, un mes, un año.

[125] Véase el Capítulo 8, en "La Noche Oscura del Alma".

[126] Debido a esta relación entre *Prana* y el elemento Aire, los 5 *Pranas* a menudo se denominan los 5 *"Vayus"* o Aires.

- El *Prana* básico lo encontramos donde entra en el cuerpo, haciendo un movimiento hacia adentro, como en la respiración, por supuesto, pero también a través de los sentidos, la comida, el agua, etc. Proporciona energía directamente al cerebro y es la fuente de todas las demás formas de *Prana*.

- El *Apana* representa el movimiento opuesto de energía, abandonando el cuerpo a través de la exhalación y en la micción, defecación, menstruación, etc. El *Apana* suele ser la forma más impura y contaminada de *Prana*, por lo que es expulsado[127].

- El *Vyana* es el *Prana* que se expande por todo el cuerpo, haciendo circular energía vital junto con nutrientes, oxígeno, etc. El centro primario de *Vyana* es el área de los pulmones y el corazón.

- El *Udana* es la fuerza vital que se utiliza para hacer todo tipo de cosas, como moverse, hablar, crecer... Está asociada con el área de la garganta, dominando nuestra fuerza de voluntad.

- El *Samana* es una forma de *Prana* agitada y "cocinada", centrada alrededor del ombligo. Digiere alimentos, agua y aire, así como todo tipo de impresiones mentales.

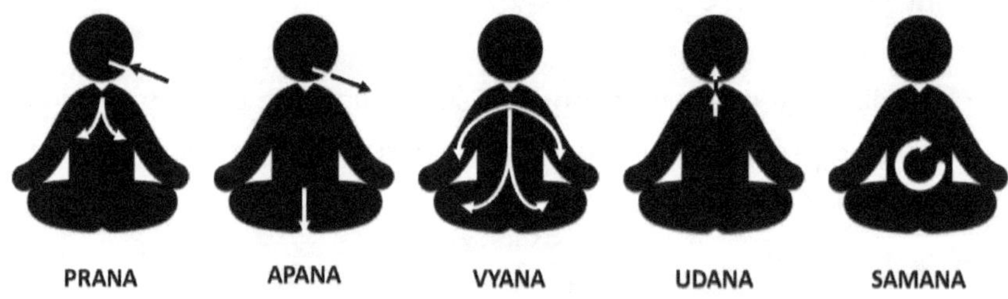

imagen 15. – Movimientos Primarios del Prana

Si uno de estos movimientos del *Prana* se perturba, los demás pronto se verán afectados. Cualquier perturbación de este tipo desequilibrará

---

[127] La eyaculación y el parto también son funciones salientes de *Apana*, aunque obviamente por otras razones más allá de la "impureza".

rápidamente también todos los elementos del cuerpo físico. A través del Viento *Dosha*, estos *Pranas* son responsables de todos los movimientos funcionales de los elementos dentro del cuerpo físico, ya que la Bilis y la Mucosidad no se mueven por sí mismos. El *Prana* perturbado desequilibrará los *Doshas*, lo que no solo afectará nuestra salud, sino también nuestra estabilidad mental y nuestra capacidad para concentrarnos y meditar.

Conocer los diferentes movimientos del *Prana* y aprender a dominarlos es un tema amplio. Como el *Prana* siempre sigue nuestra atención dondequiera que nos concentremos en el cuerpo, la visualización es una técnica importante para hacer que la energía fluya de la manera correcta. La sanación Pránica[128] utiliza principalmente el mismo método a través del contacto entre dos cuerpos Pránicos.

Si bien las muchas posturas de yoga ayudan a mantener el cuerpo físico saludable y flexible, no se debe subestimar su impacto en el cuerpo Pránico. Al estabilizar una postura mientras se contiene la respiración después de una inhalación, las energías bloqueadas en el cuerpo de energía bruta pueden liberarse de varias partes del cuerpo. Luego pueden ser liberados en la Tierra al exhalar y al soltar la postura. Especialmente mientras un practicante todavía experimente desequilibrios emocionales ocasionales, se recomienda el ejercicio físico para evitar que tales bloqueos influyan en los niveles más sutiles de nuestro ser. Eliminarlos conscientemente significa evitar que vuelvan a surgir cada vez que tratamos de relajarnos.

Evitar que el *Apana* contamine los otros *Pranas* es quizás la práctica más esencial relacionada con los cinco *Pranas*, que es cuando las deposiciones regulares adquieren repentinamente una gran relevancia espiritual[129]. Especialmente antes del amanecer, cuando la gravedad

---

[128] Mayormente reconocida en estos días como la tradición japonesa de *"Reiki"*, la curación *Pránica* también es bien conocida dentro de la ciencia del *Ayurveda*.

[129] Véase "Dhanwantari" de Harish Johari, Rupa Publications India 2001.

del sol separa naturalmente el Prana del Apana[130], eliminar primero las heces y la orina es particularmente equilibrante y purificador. La postura del guerrero sentado con énfasis en la parte baja de la espalda hueca puede ser muy útil para practicar justo antes de ir al baño, siempre que las deposiciones estén bloqueadas. Comenzar cualquier práctica de yoga o meditación con unos cuantos suspiros profundos elimina cualquier residuo de Apana de los pulmones, adherido al dióxido de carbono del producto de desecho.

LA VIBRACIÓN DEL PRANA

Los tres *Gunas* son modos de vibración de energía en la fuerza vital, independientemente de dónde y cómo se mueva el *Prana* en el cuerpo. Están presentes en todas partes del universo y nos ayudan a ver la dinámica fundamental del cambio. Básicamente, una parte de la energía "no vibra" y no cambia, una parte vibra fuertemente y cambia, y otra parte vibra suavemente, más allá de cambiar o no cambiar.

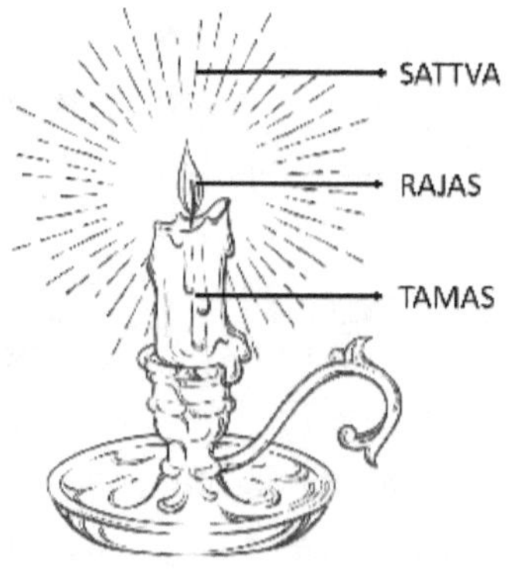

imagen 16. – Los Gunas de la Vela

De esta manera, la cera dura e inmutable de una vela se llama *Tamásica*, la llama siempre cambiante es *Rajásica* y la luz de la vela es *Sáttvica*, que es la esencia o el propósito de la vela. La energía *Tamásica* es potencialidad pura, inactiva, oscura, densa e inmutable. La energía *Rajásica* es manifestación pura, activa, viene en muchos colores y densidades y está en constante cambio. La energía *Sáttvica*, que es la que se siente más cercana a la beatitud del Ser Interior, es la manifestación de la esencia no manifestada, ni activa ni inactiva, ligera,

---

[130] Véase el Capítulo 12.

vibrante pero inmutable, la más esencial de todas las *Gunas*. Las flores se encuentran entre las cosas más *Sáttvicas* del universo. Las *Gunas* son tan importantes en el *Advaita Tántrico* que las he elegido para la imagen de portada de este libro. Dentro del linaje de enseñanza de mi trabajo de sanación, el blanco representa *Sattva*, el amarillo *Rajas* y el rojo *Tamas*. Básicamente significa que cada energía está invitada a unirse al ritual de sanación, independientemente de su *Guna*.

Como la consciencia y la energía están siempre entrelazadas, las *Gunas* también representan diferentes niveles de comprensión. Cuando nuestra energía es oscura, *Tamásica*, entonces suele prevalecer la ignorancia y el pensamiento negativo. Cuando estamos llenos de la energía *Rajásica* multicolor, la ignorancia todavía está bastante presente, pero está dirigida a aplicar nuestra comprensión, tratando de crear un cambio para mejor. Cuando disfrutamos de la beatitud de la energía *Sáttvica*, que está llena de luz, la sabiduría llega con facilidad.

De la beatitud del Ser Interior, la manifestación emergió como *Prana* puro con una vibración de energía *Sáttvica*. A medida que el universo se expandía y cambiaba, esa misma energía se volvió *Rajásica*. Cuando los cambios *Rajásicos* comenzaron a interactuar entre sí, el resultado fue una especie de fricción o inercia, que creó la energía *Tamásica* de la manifestación más densa del universo. La evolución espiritual humana significa volver a la beatitud de la fuente, reconvirtiendo la energía *Tamásica* de nuevo en energía *Sáttvica*, a través del intermedio de la energía *Rajásica* de la acción que podemos llamar yoga.

Aquí encontramos una idea especialmente importante de los videntes védicos, que en cierto modo aclara la narrativa principal de este libro. Para producir luz de la vela, cuyo potencial está oculto en la energía latente de la cera, necesitamos quemar la vela. Se necesita algo de acción para alcanzar esa vibración sutil que está más allá de la acción o la inacción. Para pasar de *Tamas* a *Sattva*, la mayoría de las veces se necesita *Rajas*, se necesita transformación energética, se necesita esfuerzo. Si este poder de cambio se entrena y utiliza adecuadamente, en realidad no se necesita mucho.

Muy a menudo, las personas espirituales cuando se sienten infelices por tener poca energía, tratan de encontrar consuelo yendo directamente al silencio y la beatitud del Ser Interior. La posibilidad de que esto funcione es bastante escasa, dependiendo de la práctica y el nivel de crecimiento personal. Puede ser necesaria alguna acción, algún movimiento, alguna transformación de la energía. Si primero usamos diferentes posturas, técnicas de respiración, ejercicios de concentración, etc., la energía *Tamásica* se activará en energía *Rajásica*. Una vez que la energía sea *Rajásica*, tendremos literalmente a mano el poder del cambio para armonizar el nivel de actividad, terminando en el silencio y la beatitud de *Sattva*.

En la vida es natural encontrar *Tamas*, *Rajas* y *Sattva*. Vivir significa moverse, que es la energía *Rajásica*. El movimiento consume energía, entonces se necesita descansar, se necesita dormir, que es de naturaleza *Tamásica*. E incluso si no somos conscientes de ello, la energía *Sáttvica* está siempre en nuestra presencia, inspirada por la beatitud del Ser Interior. Asimismo, no podemos decir que una persona es 100% *Tamásica*. Tal vez predomine la energía *Tamásica*, pero también habrá algo de energía *Rajásica*, e incluso *Sattva* siempre estará presente de alguna manera. Otras personas pueden ser de naturaleza muy *Sáttvica*, pero siempre se necesitará algo más de trabajo *Rajásico*, seguido naturalmente por algo más de *Tamas*. Son especialmente raros aquellos que pueden mantener una energía puramente *Sáttvica* incluso mientras actúan, por lo que tampoco se necesita más *Tamas* en términos de sueño.

Si bien podemos decir que la energía *Sáttvica* es la más cercana a la verdad, la más cercana a la beatitud del Ser Interior, no es la verdad. La trinidad de las *Gunas* es verdaderamente la única energía no dual de la fuerza vital, así como el hielo, el agua y el vapor de agua son todas formas de H_2O. El *Prana* es eternamente omnipresente dentro de la manifestación y su naturaleza vibratoria siempre fluctuante es expresada por las *Gunas*.

Dentro de las etapas finales del crecimiento espiritual, a través de los estados más profundos de meditación, debe disolverse cualquier apego a cualquiera de estos modos primarios de energía, incluido *Sattva*[131]. Entonces, si nos sentimos cansados, descansamos. Si sentimos mucha energía, actuamos. Y si nuestra energía se siente bastante equilibrada, disfrutamos la beatitud pero no nos apegamos demasiado a ella. Si podemos equilibrar *Rajas* y *Tamas*, dando a cada uno su momento y lugar adecuados, la energía *Sáttvica* neutral siempre estará disponible.

No hay nada malo con el deseo *Tamásico* de dormir, pero si el *Tamas* es demasiado dominante en una persona, ese deseo vendrá en el momento equivocado. Entonces conduce a actividades inútiles que no se pueden disfrutar verdaderamente debido al estado de baja energía. No hay nada de malo en el deseo *Rajásico* de hablar, pero si el *Rajas* es demasiado dominante en la mente, la charla resultante solo pondrá de los nervios a otras personas. Y no hay nada de malo en desear la beatitud de *Sattva*, pero, si hay un exceso de *Sattva* en el momento equivocado, es posible que no se realice algún trabajo natural que se nos presente. Como estos deseos pueden cumplirse o no, producen nuestras emociones más básicas. Para evitar sentimientos de infelicidad resultantes del roce entre las *Gunas*, recuerda que todo tiene su momento oportuno.

Las esencias emocionales o *Rasas* de tristeza, miedo y depresión son de naturaleza *Tamásica*. Si bien a veces pueden generar mucha actividad mental, producen inacción o acciones que son improductivas. El amor, la alegría, el asombro, el coraje y la ira son de naturaleza *Rajásica*. Traen fácilmente deseos de acción, que pueden ser fructíferos o no. Solo el *Rasa* de la paz es verdaderamente *Sáttvico*, pero como esta esencia emocional

---

[131] Patanjali Yoga Sutras 3.51.

un tanto especial puede mezclarse con otras esencias emocionales[132], también puede hacerlas más *Sáttvicas*.

TAMAS	RAJAS	SATTVA
Tristeza	Amor	Paz
Miedo	Júbilo	
Desagrado	Asombro	
	Coraje	
	Enojo	

Tabla 9. – Relación entre Rasas y Gunas

Las *Gunas* son promotoras primarias de deseos particulares, cuando su energía interactúa con los cinco elementos de nuestro cuerpo, y la consciencia se identifica con ella. Cuando domina la energía *Tamásica*, los deseos de uno generalmente no se mueven más allá de los de la Tierra (seguridad) y el Agua (placer). Cuando la energía es más *Rajásica*, entran en juego los deseos de Fuego (estatus), Aire (amor) y Espacio (comprensión). Cuando estamos en un estado de ánimo *Sáttvico*, los deseos generalmente se aligeran y tienden a moverse más allá de los elementos hacia estados más contemplativos o meditativos.

La alimentación y la digestión adecuadas se encuentran entre las principales formas de evitar la energía *Tamásica* o *Rajásica* innecesaria e infructuosa en nuestras vidas. En cualquier caso, se necesitan algunos alimentos más *Tamásicos*, como las legumbres, como depósitos de energía bruta, pero suelen ser más difíciles de digerir y producen fácilmente una sensación de embotamiento. Los alimentos *Rajásicos*, como los azúcares refinados, aportan energía de manera más directa y son de fácil digestión, pero pueden ser demasiado estimulantes. El uso excesivo puede conducir a una actividad mental y/o física excesiva y

---

[132] Los otros *Rasas* no se pueden mezclar, aunque uno puede fluctuar rápidamente de uno a otro, como en el estado de celos, que involucra tanto la ira como el miedo, pero no simultáneamente.

agotadora, seguida rápidamente por una pesadez *Tamásica* en lugar de una ligereza *Sáttvica*. Los alimentos más *Sáttvicos* son las frutas frescas, el alimento favorito de los santos.

En términos generales, se prefieren los alimentos frescos a los viejos, enlatados o congelados, que son muy *Tamásicos*. Los alimentos *Rajásicos* altamente refinados como el azúcar y, por supuesto, también los estimulantes como el café mejor se moderarán si queremos que nuestra práctica de meditación sea algo pacífica. La cocción equilibrada también significa que mientras que el calentamiento reduce la necesidad de digestión en los alimentos *Tamásicos*, el mismo calor "predigestivo" debe aplicarse suavemente al cocinar para preservar los alimentos *Sáttvicos* más sutiles. Las hierbas y las especias le dan a la comida una naturaleza más *Sáttvica* y algunas son particularmente útiles para estimular el sistema digestivo, para que produzca menos pesadez. La proporción en la que mezclamos alimentos *Tamásicos*, *Rajásicos* y *Sáttvicos* en nuestra dieta es bastante personal y depende del tipo de actividades en las que estemos involucrados en un momento dado. El arte de la cocina espiritual combina el conocimiento de los *Doshas* con el de las *Gunas*. Hay mucho más que aprender aquí, pero eso va mucho más allá del alcance de este libro[133].

El ejercicio físico siempre debe ocurrir siguiendo las *Gunas*. Cuando el cuerpo se siente cansado y rígido, y la mente está bastante embotada y no es el momento adecuado para dormir, entonces se necesita más ejercicio físico activo para eliminar la inercia. Cuando el cuerpo se siente nervioso y la mente demasiado excitada, el ejercicio físico más suave seguido de la acción de la relajación consciente es lógico para generar la calma alerta requerida para la meditación. El enraizamiento es otra práctica yóguica esencial, como la postura del cadáver[134]. El uso de la visualización de *Prana* puede ser particularmente efectivo para liberar cualquier exceso de energía en la Madre Tierra. El progreso espiritual no

---

[133] Véase "Aryuvedic Healing Cuisine", Harish Johari, Healing Arts Press 2000.

[134] Véase también el video "Extended Corpse Pose" en youtube.com/youyoga.

se trata de volar, se trata de crecer hacia arriba en una consciencia superior como un árbol en el cielo, firmemente arraigado.

Por último, pero obviamente no menos importante, la respiración es una forma importante de controlar las *Gunas* y cambiarlas rápidamente según sea necesario. La respiración *Tamásica* es lenta y superficial. La respiración *Rajásica* es rápida y profunda o superficial. La respiración *Sáttvica* es lenta y profunda. Cuando queremos pasar de *Tamas* a *Sattva*, respirar más profundamente puede funcionar. Si no, primero se necesita una respiración *Rajásica* más rápida y profunda. Para pasar de *Rajas* a *Sattva*, disminuimos la respiración, pero la mantenemos bastante profunda.

TAMAS	RAJAS	SATTVA
Lento y Superficial	Rápido y Profundo o Superficial	Lento y Profundo

Tabla 10. – Relación entre los Gunas y la Respiración

EL ALMACENAMIENTO DEL PRANA

Prana, *Tejas* y *Ojas* representan las diferentes formas de *Prana* tal como se encuentran dentro de nuestros cuerpos más sutiles. *Ojas* es un almacén de *Prana* y *Tejas*, la energía ardiente que se produce a través de la liberación de *Prana* de *Ojas*. *Prana* aquí significa la fuerza vital que inhalamos a través de la respiración y satisface las necesidades energéticas o electromagnéticas inmediatas de nuestro ser, especialmente las de los nervios y el cerebro. Se relaciona más directamente con el elemento aire en el cuerpo.

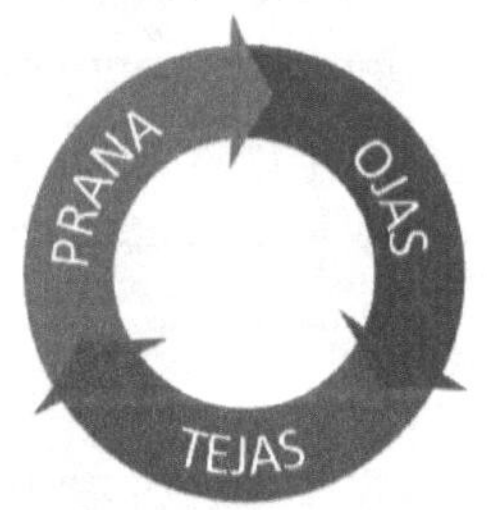

imagen 17. – Relación entre Prana, Tejas y Ojas

Tejas es una forma de *Prana* que se relaciona con el elemento fuego. Así como el elemento fuego ayuda en la digestión de los alimentos, *Tejas* ayuda en la digestión de las impresiones, sentimientos y pensamientos. Es la luz o el poder de la visión intuitiva, que es un saber. Si bien *Prana* promueve el pensamiento más habitual, la comprensión espiritual y las percepciones intuitivas dependen en gran medida de la disponibilidad de *Tejas*.

Ojas es una forma más condensada y "aceitosa" de energía *Pránica* relacionada con el elemento agua. Sin embargo, sigue siendo sutil, puramente energético y no físico. Si fuera físico y pudiéramos embotellarlo, sería un elixir de vida[135]. Es una reserva de energía *Pránica* que proporciona resistencia física y mental/emocional, sanación, nutrición, confianza en uno mismo y la capacidad de amar.

Cualquier *Prana* que se absorba a través de la respiración sin necesidad, nuestro sistema de energía lo convertirá en *Ojas* para su uso posterior. De *Ojas* se puede crear *Tejas* y de *Tejas* se puede regenerar *Prana*. Los jóvenes naturalmente tienen una gran cantidad de *Ojas*, pero a medida que envejecemos, este "resplandor" lubricante natural se agota más fácilmente. Conservar *Ojas* es bastante esencial para mantener una buena salud, mientras que también determina cuánto tiempo podemos permanecer en las etapas meditativas más profundas. Cuando la respiración en la meditación profunda se ralentiza mucho o incluso se suspende por completo[136], entonces se generará *Prana* desde *Ojas* a través de *Tejas*. Nuestra reserva de *Ojas* determinará entonces cuánto tiempo tenemos antes de que nuestro cuerpo nos saque del estado de trance por falta de *Prana*.

Hasta cierto punto, *Prana*, *Tejas* y *Ojas* se ven directamente afectados por los desequilibrios llamados *Doshas* en el cuerpo físico. Cuidar bien los

---

[135] También conocido como *"Amrit".*

[136] Véase Capítulo 13..

elementos de nuestro cuerpo[137] es una forma primordial de economizar nuestra fuerza vital. Eso determinará en gran medida si tendremos la energía o el poder para hacer lo que queremos hacer, si queremos establecer un negocio o aspirar a una meditación más profunda. Afectará particularmente nuestra inmunidad natural, el sistema endocrino, la digestión, la fertilidad, el sistema nervioso, etc.

La preservación de *Ojas* es un tema amplio, que puede involucrar dieta, hierbas y especias, equilibrio emocional, control de la energía sensorial y sexual, así como, por supuesto, respiración. El hábito de la respiración profunda construye *Ojas*, especialmente a través de largas exhalaciones. El sentimiento de amor y devoción crea igualmente *Ojas*.

LA POLARIDAD DEL PRANA

Mientras que las *Gunas* representan la vibración cambiante o inmutable de la fuerza vital, los cambios *Rajásicos* dentro de la fuerza vital se entienden como una cuestión de polaridad. La naturaleza electromagnética de la fuerza vital pulsa esencialmente de la misma manera que lo hace la electricidad en un cable entre un polo positivo y un polo negativo. Un polo libera energía, mientras que el otro polo la absorbe. Ambos polos son esenciales para que este movimiento suceda. En la ciencia yóguica, la polaridad básica dentro de la fuerza vital se expresa como la fluctuación de las energías solar y lunar, que son completamente complementarias. Uno depende totalmente del otro para que el cambio sea posible. Se encuentran trabajando dentro de las partículas más pequeñas y las galaxias más grandes, así como dentro de nosotros mismos. Verdaderamente, son la única energía de cambio que es la fuerza vital Pránica.

La energía solar es de naturaleza eléctrica, ácida, calentadora y extrovertida. Es activa, verbal y racional, organiza y crea. La energía lunar

---

[137] Véase el Capítulo 6.

es de naturaleza magnética, alcalina, enfriadora e introvertida. Es pasivo, visual y emocional, cariñoso y sanador. Se dice que la energía solar es masculina y la energía lunar es femenina, porque generalmente la energía solar es más dominante en los hombres y la energía lunar es más dominante en las mujeres. Sin embargo, todo el mundo tiene estas dos energías que son vitales para la vida y algunas mujeres son claramente más solares que algunos hombres, y viceversa[138].

El reconocimiento de esta polaridad básica puede proporcionar cierta comprensión y un poco más de paz en las discusiones típicas entre hombres y mujeres. Deja en claro cómo nuestra sociedad en gran parte patriarcal tiende a promover las energías solares sobre las lunares, la racionalidad sobre las emociones, reprimiendo las emociones como un medio para controlarlas. Explica muchos de los problemas de la sociedad moderna, así como dentro de nosotros mismos.

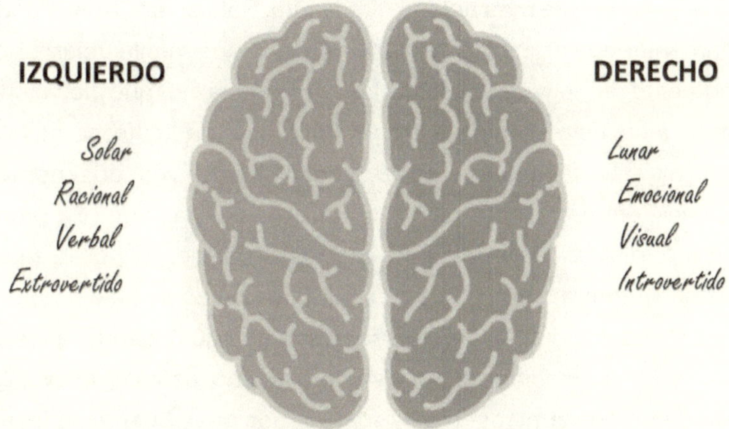

Imagen 18. – Pensamiento Solar y Lunar en el Cerebro

La polaridad solar y lunar se puede experimentar directamente dentro de nuestros diálogos internos. Muy a menudo, este diálogo está dominado por algún desacuerdo entre el pensamiento y el sentimiento,

---

[138] Toda persona tiene derecho a ser tan solar o lunar como quiera ser.

que puede expresarse como que nuestra "cabeza" no está de acuerdo con nuestro "corazón". Si bien, de hecho, "la cabeza y el corazón" se relacionan con el pensamiento y el sentimiento, esta polaridad también está presente en los hemisferios gemelos de nuestro cerebro. Pensar en el hemisferio izquierdo es más solar y racional, mientras que en el derecho es más lunar y emocional. Para dejar de pensar en la meditación, se debe superar el diálogo entre ambos lados. En el nivel energético significa equilibrar las energías solar y lunar en una energía más neutral.

Este objetivo nos lleva a la pregunta bastante fundamental: ¿por qué nuestra nariz tiene dos orificios nasales? Tenemos dos ojos para ver en tres dimensiones y dos oídos para localizar la fuente de los sonidos. Si para bailar tango se necesitan dos, ¿por qué no tener dos bocas? Recientemente, la ciencia occidental también dio con la respuesta, que cualquiera puede observar fácilmente dentro de sí mismo. Cuando inhalamos con fuerza por la nariz, generalmente una fosa nasal se siente más fría porque está más abierta que la otra. Solo en ocasiones podemos experimentar que ambas fosas nasales están igualmente abiertas, que es el momento en el que cambia la dominancia, lo que lleva unas 10 respiraciones. Este dominio siempre fluctuante de las fosas nasales, de hecho, alterna continuamente el dominio entre los dos hemisferios cerebrales, entre el pensamiento emocional y el racional. En promedio, durante el día, la dominancia de las fosas nasales y, por lo tanto, del hemisferio cerebral cambiará aproximadamente cada 1 a 2 horas.

La ciencia occidental también ha observado que cuando la fosa nasal izquierda es dominante, el hemisferio derecho es más activo, lo que resulta en un pensamiento más visual y emocional. Cuando la fosa nasal derecha es dominante, el hemisferio izquierdo es más activo, lo que resulta en un pensamiento más auditivo y racional. Cuando una fosa nasal es más dominante, el nervio olfativo correspondiente se enfría más por el flujo de aire entrante[139]. Como resultado, el hemisferio cerebral del

---

[139] Investigaciones más recientes también señalan la importancia de la estimulación iónica de los nervios, además del efecto de enfriamiento.

mismo lado se vuelve menos activo, dando predominio al hemisferio cerebral del lado opuesto.

Se supone que este extraordinario sistema tiene más éxito en la teoría evolutiva, ya que el pensamiento únicamente lunar o únicamente solar conduce a una menor adaptabilidad. Así como el movimiento de las corrientes eléctricas requiere polos positivo y negativo, se necesita alternar el pensamiento solar y lunar para que nuestro pensamiento avance o evolucione más rápidamente. Sin embargo, la evolución no consideró cuán confusa puede ser esta polaridad cerebral[140], ni que dificulta mucho más la meditación.

La respiración alternativa por las fosas nasales[141] es la respuesta yóguica a este problema. Cuando queremos estar realmente en silencio por dentro, unos minutos de respiración nasal alternativa pueden hacerlo más fácil. Si continúa, la actividad reducida en el cerebro traerá un equilibrio naturalmente sostenido entre ambos hemisferios y ambas fosas nasales. La respiración alternativa por las fosas nasales generalmente significa que comenzamos a inhalar por la fosa nasal izquierda y luego exhalamos por la fosa nasal derecha. Luego invertimos el ejercicio inhalando por la fosa nasal derecha y exhalando por la izquierda, y así sucesivamente. Las fosas nasales se pueden bloquear con la punta del pulgar o con una postura especial de la mano[142].

La respiración lunar es más adecuada para la relajación y la meditación real, mientras que la respiración solar ayuda a la concentración. Significa que podemos adaptar el dominio de la fosa nasal según la fase de meditación en la que nos encontremos. Si, por ejemplo, algún día la concentración es realmente difícil, bloquee la fosa nasal izquierda mientras continúa la práctica hasta que la concentración se estabilice.

Al atardecer y al amanecer, cuando el día solar cambia a la noche

---

[140] Pregúntele a aquellos estigmatizados como "bipolares" por los psiquiatras, mientras que todos somos "bipolares" hasta cierto punto.

[141] *"Nadi Shodana"*, la "purificación" de los "canales".

[142] *"Nadi Shodana Mudra".*

lunar y viceversa, ambas fosas nasales se vuelven igualmente dominantes por un tiempo, y la meditación es mucho más fácil. Como la energía lunar es generalmente más adecuada para la meditación, meditar durante la noche funcionará mucho mejor que durante el día, mientras que la salida del sol sigue siendo mejor. Adaptar las actividades propias a los ritmos naturales del sol y la luna es otro aspecto importante del equilibrio de las energías solar y lunar[143].

La respiración solar y lunar también se correlaciona con traer calor o frío al cuerpo, produciendo respectivamente una química sanguínea más ácida o más alcalina. Esto es muy relevante para la salud y particularmente para equilibrar los elementos y los deseos relacionados. Aquí encontramos técnicas especiales de respiración que son particularmente enfriadoras[144] o calentadoras[145].

Siempre que algún desequilibrio en los elementos se manifieste como un problema físico o mental/emocional, uno puede detenerlo cambiando inmediatamente la fosa nasal dominante. Existen diferentes métodos, como acostarse en el lado opuesto del cuerpo durante unos minutos, usando un punto de presión justo debajo de la axila en el mismo lado que la fosa nasal dominante[146] o colocando un tapón de algodón en una fosa nasal.

Adaptar conscientemente el dominio de las fosas nasales solo mediante la fuerza de voluntad a cualquier actividad que uno emprenda, así como a los patrones astronómicos de energía solar y lunar, se conoce como la ciencia del *Swar Yoga* [147]. La respiración por las fosas nasales izquierda y derecha también afecta el dominio de los mismos lados del cuerpo, que es la entrada a la práctica del *Hatha Yoga*, incluso si esa tradición va mucho más allá[148].

---

[143] Véase el Capítulo 12.

[144] Principalmente *"Shitali"* y *"Shitkari"*.

[145] Principalmente *"Ujjayi"* y *"Kapalabhati"*.

[146] Punto de presión en el 5to intercostal, unos centímetros por debajo de la axila, fácilmente afectado poniendo la mano en la axila y presionando sobre ella con el brazo.

[147] Véase "Breath, Mind, and Consciousness", de Harish Johari, Destiny Books 1989.

[148] Parece haber mucha discusión sobre si *"Ha"* y *"Tha"* realmente se refieren al Sol y la Luna.

PRANA Y DESEO

La importancia de las energías solar y lunar no se limita al cerebro o al cuerpo mental. Alternan igualmente dentro de nuestros cuerpos más sutiles y, por lo tanto, dentro de las corrientes o canales de energía sutil conocidos como *Nadis*. Del total de 72,000 *Nadis* que se dice están presentes en nuestro sistema, los tres más importantes son el *Nadi* lunar, el solar y el neutro[149].

En la respiración por la fosa nasal izquierda se activa el canal lunar, y en la respiración por la fosa nasal derecha el canal solar. Cuando ambas fosas nasales están en equilibrio, el canal neutral se activa, lo que juega un papel vital en el proceso energético de la meditación, así como en el crecimiento espiritual. Inmediatamente detiene esa duda sin fin creada por la alternancia del pensamiento solar y lunar, trayendo la certeza del conocimiento no dual.

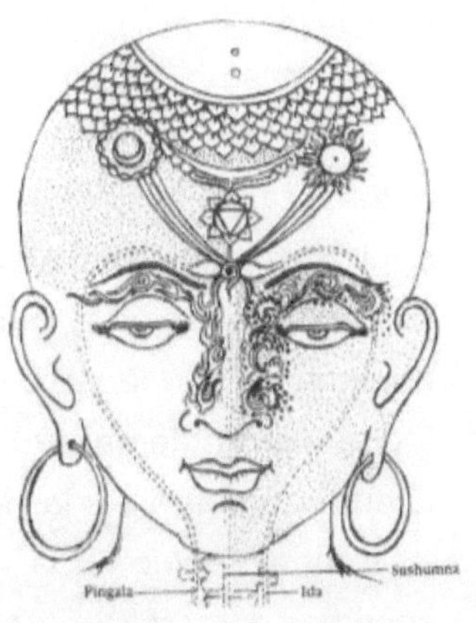

imagen 19. – Relación entre las Fosas Nasales, Nadis Central y nuestro Cerebro [150].

El crecimiento espiritual puede verse como la maduración natural de nuestros deseos a través de los 5 elementos de nuestro cuerpo[151]. Esto sucede principalmente dentro de los centros de energía de los *Chakras*, que son predominantemente solares o lunares. Si bien todos los *Chakras* tienen energía solar y lunar, el primero, tercero y quinto *Chakras* son predominantemente solares y se relacionan más con el pensamiento, la expresión y la acción. Los *chakras* segundo, cuarto y sexto son predominantemente lunares y se relacionan más con el sentimiento, la

---

[149] Respectivamente, los *"Ida, Pingala y Sushumna Nadis"*.

[150] Usar el fuego para simbolizar la energía solar y el agua para la energía lunar.

[151] Véase también el Capítulo 8.

impresión y el disfrute. En el 7mo *Chakra* domina la energía neutra, pero cuando se alcance esa etapa, también será el caso en los otros *Chakras*.

Superar los bloqueos en uno de los *Chakras* significa equilibrar las energías lunares y solares que actúan allí. Cuando la energía solar es demasiado dominante, por ejemplo, en el primer *Chakra* en relación con el trabajo y el dinero, conduce a la adicción al trabajo, expectativas poco saludables, desatención codiciosa de las necesidades de los demás, etc. Cuando la energía lunar es demasiado dominante en este *Chakra*, el trabajo puede sufrir una falta de confianza, objetivos y planificación claros.

Del mismo modo, se podría decir que la agricultura industrial es demasiado solar para trabajar de manera sostenible con el suelo y la naturaleza. La agricultura orgánica es más lunar y mantiene intactos los equilibrios naturales. Podemos discutir interminablemente sobre todo esto, y eso también es parte de la vida. Una cultura que sepa equilibrar las energías solar y lunar, será mucho más capaz de tratar armónicamente todos sus problemas. Puede comenzar enseñando a los niños a respirar alternativamente por las fosas nasales.

Centrarse solo en la verdad de la consciencia pura e ignorar lo que sentimos, suprimir una energía que realmente no se siente bien, es en realidad un enfoque muy racional, solar, "masculino". Estar tan impresionados por cualquier cosa que sintamos que la sola idea de distanciarnos parezca ridícula, es el enfoque muy emocional, lunar, "femenino". El enfoque más equilibrado y neutral es separarse de cualquier sentimiento de infelicidad que surja, aceptarlo por lo que es y, al mismo tiempo, cambiarlo para mejorarlo.

Aceptar que existe un sentimiento no significa que no podamos intentar cambiarlo. Intentar cambiarlo no significa que no lo aceptemos. Como la naturaleza de la energía es siempre cambiar de todos modos, ¿por qué no seguirle el juego? Mucha gente siente que tiene que resistir algo para cambiarlo, pero más allá de esta dualidad se debe ver la sabiduría en la complementariedad de aceptar y cambiar las cosas.

Supongamos que sentimos una ira que parece fuera de lugar, pero que es difícil de olvidar. Entonces primero observamos la ira sin juzgarla, nos aceptamos a nosotros mismos teniendo esa ira, en lugar de estar insatisfechos con nosotros mismos por ser afectados por ella. Solo así podremos dejarlo ir. Si simplemente lo resistimos alejándolo, nos volverá a visitar más tarde.

Equilibrar nuestros deseos equilibrando nuestra energía *Pránica* es una forma principal de lograr la paz básica que se requiere para entrar en meditación profunda. Entonces, el trabajo muy milagroso de unificar la consciencia y la energía finalmente puede suceder.

EL PRANA DEL CONSCIENTE

La consciencia y la energía son una sola eseidad, pero en la manifestación también están separadas en cierto modo. La esencia de la esencia de la energía *Pránica* no dual más pura se conoce como la energía *Kundalini*. Está enrollada como un resorte o una serpiente en el primer chakra, mientras que la consciencia reside naturalmente en un *Chakra* ubicado dentro del *Chakra* del corazón[152]. En la meditación, retirarse hacia adentro significa que la consciencia se mueve hacia el llamado *cuerpo calloso*, un "espacio" neutral que conecta los hemisferios cerebrales lunar y solar, tradicionalmente llamado la cueva del abejorro[153]. A través de la práctica, la energía *Kundalini* puede moverse hacia arriba, atravesando los *Chakras* y finalmente unirse con la consciencia en esa "cueva". En el *Tantra Yoga*, la unión del yoga se ve, por lo tanto, como la unión de la energía *Kundalini* con la consciencia pura, el objetivo final de todos los esfuerzos yóguicos.

Cuando la energía *Kundalini* se despierta y se mueve hacia arriba a través de los *Chakras*, la experiencia de la consciencia se retira gradualmente de los cuerpos más burdos a los cuerpos más sutiles, hasta

---

[152] *"Hridaya"*, también conocido como el corazón espiritual.

[153] El *"Bhramara Gufa"*, sin embargo, la consciencia no está realmente ubicada en ningún lugar particular del cuerpo o del universo, ya que es omnipresente. Se adjunta allí a través del intermediario de *Nadis*.

que alcanza la beatitud del Ser Interior. A medida que se retiran los velos de nuestros diferentes cuerpos, se abandona la identificación con estos aspectos de nuestro ser, hasta que experimentamos la plena identificación con el Ser Interior.

Esta maravillosa historia probablemente ha dado lugar a las ideas y prácticas más incorrectas e imaginarias que se pueden encontrar dentro de la comunidad del yoga. El ascenso de la energía *Kundalini* a través de los *Chakras* solo ocurre en verdadera meditación profunda o a veces en otros estados reales de trance[154]. Cualquier otro movimiento de energía que podamos producir y experimentar no son realmente movimientos de *Kundalini.*

Todo tipo de visualizaciones e imaginaciones con respecto al movimiento de *Kundalini* mientras aún se está en un estado normal de vigilia son básicamente incorrectas. Las energías solar, lunar y neutra se mueven continuamente a través de los *Chakras* y existen todo tipo de técnicas valiosas con las que se puede controlar este movimiento y desbloquear los canales. La energía *Pránica* incluso se puede sentir directamente cuando se sostiene la palma de la mano sobre el 7mo *Chakra*[155], pero eso, de nuevo, no es *Kundalini.* Se pueden usar gemas, colores, sonidos, etc. para influir en todas estas energías que se mueven a través de los *Chakras,* pero son completamente inútiles cuando se trata de afectar directamente al *Kundalini.*

A medida que equilibramos los deseos de los *Chakras* como se explicó anteriormente, este progreso espiritual traerá un movimiento ascendente natural de nuestra atención e identificación, lo que nos prepara para una experiencia real de *Kundalini.* Pero para que el *Kundalini* abandone el primer *Chakra,* la consciencia del cuerpo debe estar ausente, de modo que ya no tengamos la experiencia de estar sentados en algún lugar.

---

[154] Se sabe que tales estados de trance se presentan de diversas maneras, como por medio de emociones extremas, agotamiento o el uso de ciertos psicodélicos.

[155] Mantenga el centro de la palma de la mano unos centímetros por encima del *chakra* de la coronilla. Busque una sensación sutil como si el aire se moviera hacia arriba.

El *Kundalini Yoga* verdadero es una técnica altamente especializada, que combina la respiración con ciertos bloqueos físicos[156] que se mantienen a través de movimientos y posturas corporales particulares. Produce la fusión de los iones negativos de *Prana* puro con los iones positivos de *Apana*. Esta fusión genera una tremenda energía que despierta a la serpiente, obligando al *Kundalini* a ascender. Entonces, podríamos decir que es un atajo, pero todavía hay que estar preparado para ello. Para evitar desequilibrios físicos y mentales como resultado de esta técnica, el cuerpo, los canales de energía y las diferentes formas de *Prana* deben limpiarse y equilibrarse adecuadamente antes de que pueda usarse con seguridad. Sin embargo, puede crear experiencias extraordinariamente fuertes de desapego durante la práctica de la meditación, que luego pueden entrar en conflicto con deseos menos maduros. Tal vez la experiencia le brinde a uno una comprensión muy profunda de la inutilidad de buscar algún tipo de liberación emocional en la sexualidad, mientras que el deseo sexual aún puede estar muy presente. En general, se requiere progreso espiritual general.

La forma más natural y duradera de hacer subir la energía *Kundalini* es "simplemente" a través de la meditación profunda. Si nuestras energías están más o menos equilibradas y podemos mantener la mente retraída y en silencio el tiempo suficiente para que la consciencia del cuerpo desaparezca, el *Kundalini* se elevará. Cualquier experiencia de este tipo alterará fundamentalmente nuestra personalidad e identificación, eliminando las impurezas y los apegos restantes. El efecto acumulativo de tales experiencias finalmente conduce al punto final del juego.

---

[156] Llamados *"Bhandas"*.

8
NUESTRA ALMA

La pregunta sigue siendo ¿quién está jugando este juego de yoga de reunir la consciencia y la energía, lo que permite fusionar la consciencia individual en la consciencia cósmica? ¿Quién se identifica con las diversas manifestaciones de las semillas del Ser Interior y por lo tanto desea equilibrar el Sonido, el Espacio y el Tiempo a través de la práctica?

Al ver el Ser Interior como la única y máxima realidad, puede parecer que esta pregunta no es particularmente relevante. Y, sin embargo, no es el Ser Interior quien realmente está jugando este juego. Siempre está en nuestra presencia invitándonos silenciosamente a unirnos a él, pero el Ser Interior no hace ningún movimiento. Se podría decir que el Ser Interior tiene el trabajo más fácil del universo, ya que no necesita hacer nada más que existir. El verdadero héroe del juego del yoga es nuestro querido ego, mientras que al mismo tiempo el ego es la principal obstrucción en el camino yóguico.

No puede haber ningún camino real hacia el Ser Interior, ya que somos ese Ser Interior. De esa manera, no puede haber plan, ni proceso, ni progreso, ni técnica, ni camino. Y, sin embargo, al aprender a permanecer con el Ser Interior, que en verdad es tan asombrosamente fácil de encontrar, hay un camino. Porque lo que siempre nos aleja del Ser Interior es la ilusión de individualidad o ego creada por el juego de la energía. Para equilibrar cada vez más la energía, resolver cualquier bloqueo y disolver ese engaño definitivamente es una cuestión de progreso. El camino no es necesario para alcanzar el Ser Interior. Está ahí para perder poco a poco el ego. No hay nada que alcanzar, ya que el Ser Interior está siempre en nuestra presencia. Sin embargo, hay un camino que nos aleja del engaño, lento pero seguro. A los practicantes no se les puede robar esta oportunidad muy real de progresar, que se origina en las mismas semillas del Ser Interior. Si se retiran las vueltas, es un camino recto. Ese camino es tan parte de la verdad como lo es siempre enfocarse en el Ser Interior. Consiste en una variedad de prácticas relacionadas con las principales manifestaciones de las semillas del Ser Interior, acercando nuestra energía al sentimiento del Ser Interior.

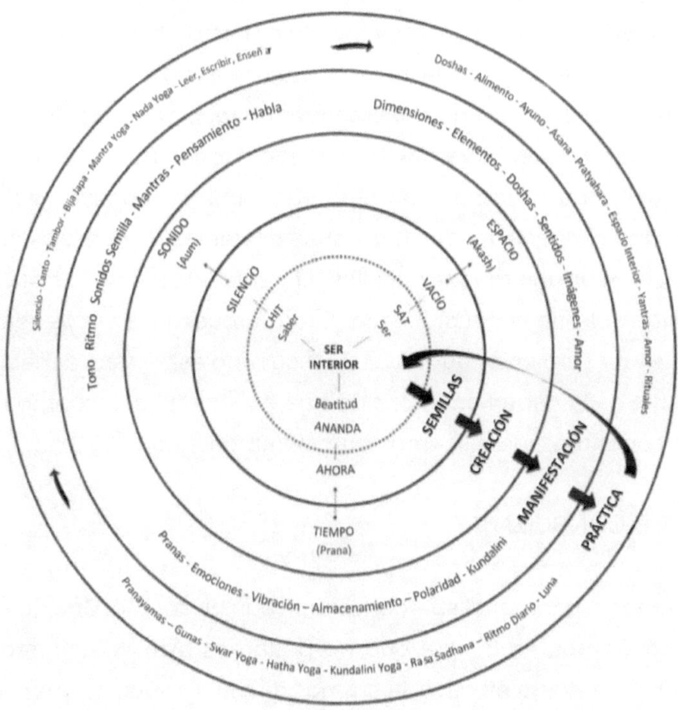

imagen 20. - Principales Manifestaciones de las Semillas del Ser Interior y las Prácticas relacionadas

Las personas que están tan obsesionadas en estos días con la diferencia entre un camino directo y un camino progresivo deben darse cuenta de que estos no son verdaderamente opuestos. Lo opuesto a un camino progresivo es un camino instantáneo, que no es un camino en absoluto, sino más bien la retirada inmediata al ahora del Ser Interior. El camino directo promovido por los maestros de la no dualidad todavía incluye la idea de progreso, de lo contrario no se llamaría camino. ¿Por qué otra razón Ramana Maharishi se referiría a menudo a los antiguos siete pasos hacia la iluminación[157]? Un abandono gradual de los apegos es simplemente un complemento de la capacidad cada vez mayor de volver instantáneamente a la beatitud y la paz del Ser Interior.

Querer dar un salto en un movimiento maestro desde la comprensión intelectual del Ser Interior hasta la verdadera eseidad pura e iluminada no es solo una cuestión de malentender o ingenuidad. Es en sí mismo solo otro juego del ego. Vemos la solución a todos nuestros problemas y la queremos ahora. Sin embargo, como nuestra existencia manifestada contiene las muchas capas diferentes de nuestros diversos cuerpos, el ego tiene muchos niveles diferentes de identificación. Retirar cada capa solo revela la siguiente. Es un proceso que lleva tiempo, al igual que una serpiente mudará su piel cuando esté lista. La mente sub-consciente es la capa final antes de que alcancemos el cuerpo del Ser Interior y podamos identificarnos completamente con él.

EL SUB-CONSCIENTE

Podemos comparar el sub-consciente con un sótano. Cualquier cosa que encontremos en la vida que no podamos usar, digerir, reciclar o desechar de manera efectiva, la tiramos a nuestro sótano. Nuestra casa parece limpia, pero nuestro sótano todavía está lleno de trastos malolientes y ruidosos. La puerta del sótano siempre está algo entreabierta, por mucho que intentemos cerrarla. Mientras no se vacíe ese sótano embrujado, nuestra casa no se siente verdaderamente limpia. La basura está oculta a la vista por un tiempo.

---

[157] Los *"Bhumikas"*, véase más adelante en este capítulo.

Del mismo modo, cualquier sentimiento que nos llegue y que no podamos manejar, tendemos a reprimirlo. Al obligar a nuestra consciencia a alejarse de él, lo empujamos hacia el sub-consciente. Sin embargo, eso no significa que estemos libres de ello. La vibración de estas emociones reprimidas generará continuamente nuevos sentimientos y pensamientos en la mente consciente. Hablando kármicamente, esa misma vibración incluso producirá los desencadenantes o desafíos necesarios en la vida para traerlos de vuelta a la mente consciente[158], donde pueden procesarse y liberarse adecuadamente. Especialmente siempre que silenciamos la mente consciente, el sub-consciente intentará llenar el vacío con sentimientos relacionados con impresiones pasadas[159]. Nuestra fuerza de voluntad puede impedir que eso suceda y al meditar, eso es lo correcto. Sin embargo, no es una solución real, solo el aplazamiento de un proceso que debe suceder de todos modos. Cualquier progreso espiritual duradero realmente ocurre como un dejar ir las cosas dentro de la mente sub-consciente, sin importar cuán vigorosamente nuestra mente consciente se resista a esa idea.

A diferencia del cerebro frontal consciente, la ciencia occidental ubica el sub-consciente en el mesencéfalo y el rombencéfalo. Y claro, además de la automatización de ciertas funciones corporales, también encontramos patrones neuronales que representan viejos recuerdos ocultos junto con respuestas instintivas bastante primitivas que se originan en nuestra naturaleza animal. El comportamiento territorial, por ejemplo, está muy alimentado por el cerebro reptiliano. Sin embargo, el sub-consciente no se limita a las partes más remotas de nuestro cerebro. Según la ciencia yóguica, está mayormente presente dentro de nuestra propia alma.

La gente a menudo confunde las palabras alma y Ser Interior, mientras que son conceptos completamente diferentes. Mientras que el Ser Interior

---

[158] El Karma sigue siendo uno de los mayores misterios, sobre el cual espero algún día escribir otro libro.

[159] Los *"Vasanas"* o impresiones, deseos y emociones pasadas.

es impersonal, el alma sigue siendo muy personal. El alma[160] es el cuerpo de energía sutil[161] que se mueve de un cuerpo físico al siguiente en el proceso de reencarnación. Con el cuerpo de beatitud y el Ser Interior en su mismo centro, consiste principalmente en el cuerpo del sub-consciente[162], pero incluye la semilla de la mente consciente.

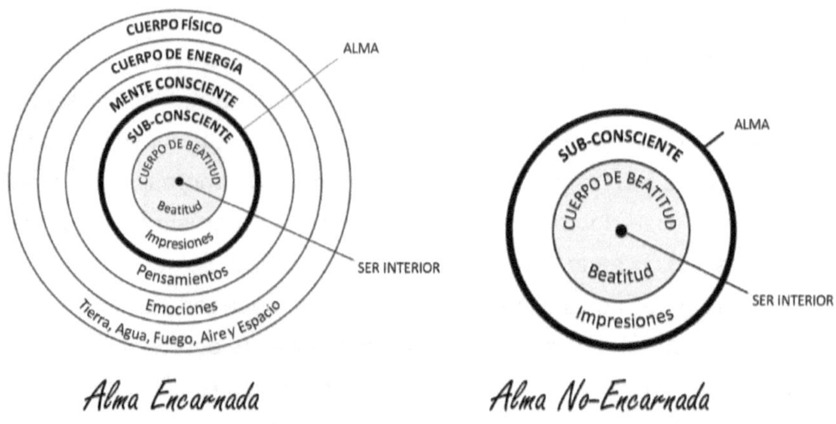

imagen 21. – Almas Encarnadas y No Encarnadas

En el alma encontramos todos nuestros recuerdos, así como una gran variedad de apegos, produciendo profundos sentimientos de atracción o repulsión. Allí encontramos las formas más originales del ego, en las ideas principales de ser este o aquel aspecto de nuestra eseidad manifestada. El progreso espiritual en términos de despojarnos de las diferentes capas de nuestros apegos al ego es esencialmente un proceso dentro de nuestra alma sub-consciente, que sucede a través de muchas experiencias y, de hecho, muchas vidas. Esto está directamente

---

[160] El *"Jiva"*, o "ser hecho de aliento".

[161] Se dice que el cuerpo energético del alma es del tamaño de un pulgar.

[162] *"Vijnanamayi Kosha"*, el "cuerpo de conocimiento".

relacionado con los canales y centros de energía[163], que conectan el cuerpo del alma con nuestros cuerpos menos sutiles.

Las enseñanzas típicas sobre la no dualidad obviamente tienden a ignorar las evoluciones en el sub-consciente y el alma. Cualquier pregunta sobre vidas pasadas o futuras es vista como una desviación del camino directo, una distracción creada por el ego. Y, sin embargo, los mismos videntes que nos trajeron el gozoso mensaje del Ser Interior describen igualmente el maravilloso proceso de la reencarnación como la forma en que el alma puede fusionarse gradualmente con el Ser Interior. Vernos y aceptarnos a nosotros mismos como un trabajo en progreso, como un alma en el camino de volverse más luz de forma gradual pero segura, puede traer mucha paz. Somos libres de tomarnos nuestro tiempo, tantas vidas como creamos conveniente. La sensación de prisa que produce la idea de tener que alcanzar la meta final en este mismo instante o nunca, entonces desaparece. Aunque lleno de obstáculos, el camino del progreso es claro, un proceso natural de dejar ir.

CRECIMIENTO NATURAL

A medida que el árbol crece hacia la luz, nuestra alma madurará lentamente y dirigirá su energía y consciencia hacia arriba. Gradualmente nos volvemos más transparentes y dejamos que la luz del Ser Interior brille. Una hermosa manera de comprender este proceso es a través de los deseos que maduran naturalmente (ver también la imagen 22) relacionados con los elementos de nuestros siete centros de energía principales o *Chakras*[164]:

1. El deseo de seguridad en el primer *Chakra* siempre conduce al estrés, ya que la seguridad nunca puede ser del 100 %, y el trabajo parece nunca estar realmente terminado.

2. Cuando las personas se sienten algo seguras a través de su trabajo,

---

[163] Véase el Capítulo 7.

[164] Véase también "The Desires of the Chakras" en youtube.com/youyoga.

el deseo evoluciona naturalmente hacia la relajación de este estrés al divertirse, el deseo de placer del segundo *Chakra*.

3. Después de un tiempo, el exceso de fiesta se vuelve aburrido, y se manifiesta el deseo de lograr algo, ser alguien importante, que es el deseo del tercer *Chakra*. A través de mucho trabajo y dependiendo del *Karma*, podemos alcanzar un estatus social más alto.

4. Como se está solo en la cima, experimentamos el vacío del estatus y los logros externos, por lo que el deseo del cuarto *Chakra* se desarrolla para ser realmente amado en lugar de solo ser respetado. Como resultado de abrir nuestro corazón y profundizar nuestras conexiones, los sufrimientos de nuestros seres queridos se convierten también en nuestro sufrimiento.

5. De nuestra compasión por los demás, incluyéndonos a nosotros mismos, nace el deseo del quinto *Chakra* por una mayor comprensión, con la esperanza de proteger mejor la felicidad de nuestros seres queridos. Después de mucho estudio, llegamos a la conclusión de que la verdadera solución no está en la comprensión, sino en un ser diferente, una felicidad que permanece independiente de lo que sucede. El sentimiento de asombro resultante silencia nuestro proceso de pensamiento y pasamos de pensar a no pensar.

6. Queremos lograr el verdadero objetivo del yoga, que es la fusión del ego con el Ser Interior para producir felicidad eterna. Entonces, en algún momento, el yoga y la meditación se convierten en nuestro principal pasatiempo, ya que queremos nada menos que la iluminación, el deseo del sexto *Chakra*.

7. Cuanto más progresemos allí, más podremos desprendernos y lograr el estado sin deseos de la coronilla o séptimo *Chakra*, moviéndose más allá de los elementos.

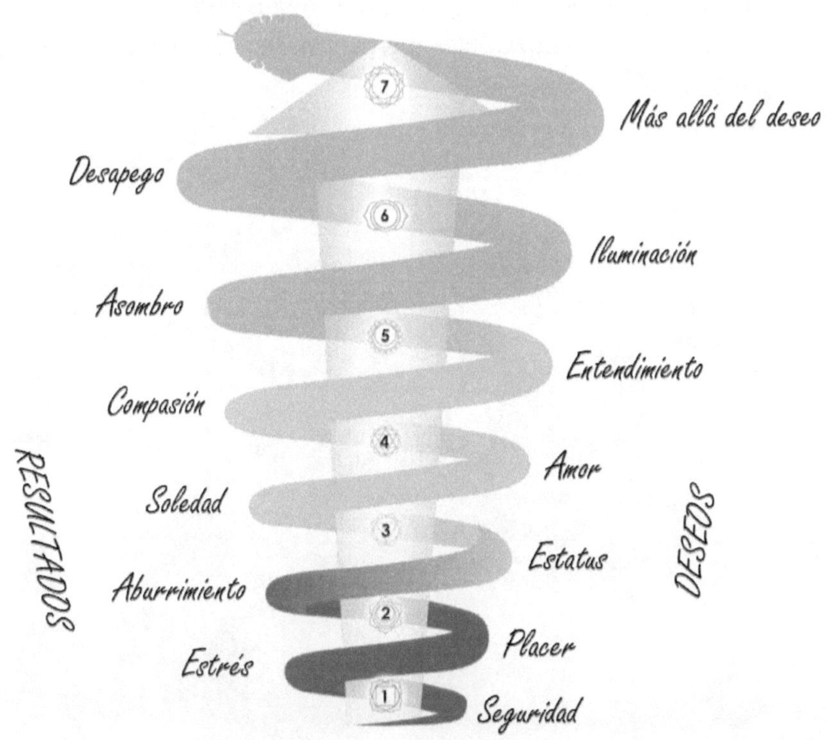

imagen 22. – Maduración Natural de los Deseos de los Chakras

La evolución de los deseos a través de los *chakras* hacia niveles esencialmente más satisfactorios es un proceso natural del que nadie puede escapar. Al final, todos están predestinados a iluminarse, en esta vida o en otra. Así que relájate, es nuestra libertad dejar ir todos estos deseos menos esenciales, lo que sucede en parte al cumplirlos. Entonces podemos realmente experimentarlos como menos esenciales y siempre resultando finalmente en algún tipo de infelicidad. El *Tantra Yoga* considera el deseo como una expresión sagrada de la fuerza vital y ve el cumplimiento ingenioso y armonioso de los deseos como el medio natural para ir más allá. Incluso si solo queremos la iluminación, aún se necesitará el deseo para proporcionarnos la energía para poder alcanzarla.

Otra forma hermosa de ver la naturalidad del progreso espiritual se encuentra en los muy lógicos siete antiguos pasos o fases hacia la iluminación[165], que también fueron desarrollados en gran medida por Sri Ramana Maharishi:

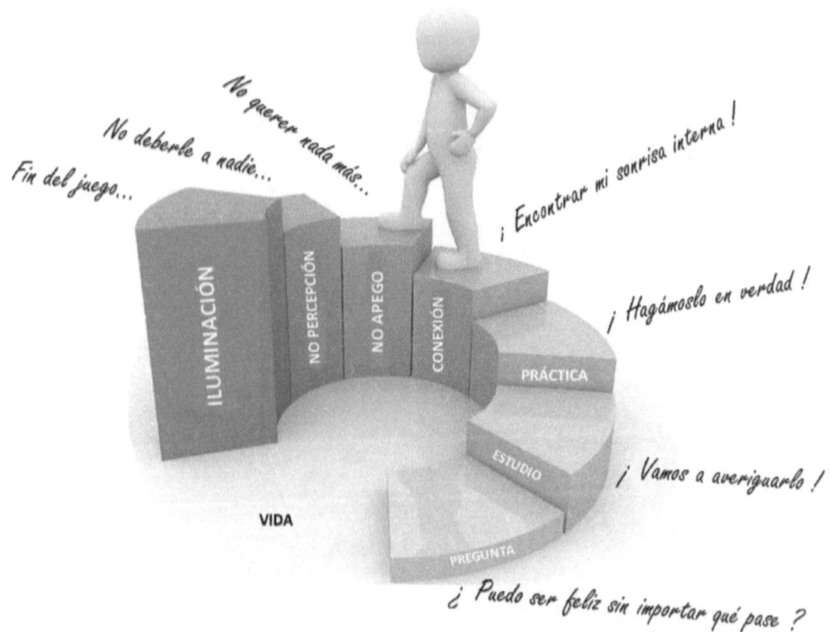

imagen 23. – El progreso espiritual involucra moverse mucho de arriba a abajo sobre estos siete antiguos pasos hacia la iluminación

1. Deseo auspicioso : La primera fase comienza con el deseo de ser feliz pase lo que pase, el deseo del 6to *Chakra*.
2. Auto-indagación : La segunda fase nos lleva a estudiar este deseo, revelando los diferentes caminos yóguicos y los bloqueos en estos caminos.

---

[165] Los *"Bhumikas"*, que se encuentran originalmente en los Varaha Upanishads, véase también "Seven Steps to Enlightenment" en youtube.com/youyoga.

3. Adelgazamiento de la Mente : La tercera fase llega cuando ponemos en práctica la teoría y comenzamos a meditar seriamente.

4. Consecución del Ser Interior : En la cuarta fase, hemos encontrado nuestra sonrisa interior a través de suficiente conexión con el Ser Interior en meditación profunda. Ramana traduce esta fase como Consecución del Ser Interior[166]. Significa que ya podemos ser felices cuando queramos, porque tenemos la capacidad de reconectarnos instantáneamente con la fuente inagotable de felicidad que es el Ser Interior y hemos dominado por completo el sentimiento *Sáttvico*. Entonces podemos cumplir más armoniosamente nuestros deseos restantes en esta fase, que puede llevar bastante tiempo.

5. No Apego : en la quinta fase, hemos cumplido todos los deseos restantes y nos hemos vuelto totalmente desapegados a nada más que al Ser Interior. Lo que queda por hacer es el pago completo de nuestras deudas kármicas aún pendientes.

6. No Percepción : En la sexta fase, no quedan más deudas, y dejamos de percibir el mundo exterior, no teniendo allí más interés, ni deber.

7. Liberación: después de un tiempo, esto conduce naturalmente a la séptima y última fase de iluminación o liberación, donde el sentido de individualidad se pierde por completo y solo queda energía consciente cósmica pura.

Un entendimiento muy importante aquí es que el desapego forzado solo es muy necesario en la fase tres. Allí realmente necesitamos desapegarnos para tener la experiencia plena del Ser Interior en meditación profunda, para que desarrollemos el poder de ser felices

---

[166] Eso es lo que realmente significa, mientras que a menudo se confunde con "iluminación" o *"Moksha"*.

independientemente de lo que suceda[167]. Posteriormente, el cumplimiento de nuestros deseos en el apego desapegado[168] vuelve a ser esencial para el progreso en la fase cuatro, hasta que nos volvemos realmente desapegados de cualquier deseo en la fase cinco. El desapego significa que todavía estamos apegados, pero deliberadamente rechazamos ese apego. El desapego ya no es forzado, un estado natural.

Otra lección que aprender es que, si bien el servicio desinteresado se convierte en la práctica principal solo en la quinta fase, siempre vale la pena dedicarle algo de tiempo también en las fases anteriores. De esta manera, nuestras deudas kármicas no solo se reducirán mucho cuando dejemos de apegarnos a cualquier deseo personal. Nuestros registros kármicos entonces tampoco perturbarán tanto el cumplimiento de nuestros propios deseos en la fase cuatro. Sin embargo, hasta la fase cinco, somos tan responsables de ayudarnos a nosotros mismos como de ayudar a los demás.

La joya principal que se puede sacar de la comprensión de estas siete etapas es ver cómo la vida se vuelve naturalmente alegre en la cuarta fase de la Consecución. Todavía pueden ocurrir pequeñas ondas en la superficie de nuestro equilibrio emocional, pero pueden resolverse fácilmente cuando queramos. Puede que no sea posible alcanzar la iluminación en esta vida, debido a la necesidad de dejar ir un número desconocido de impresiones kármicas y deberes relacionados. De muchos de estos podemos permanecer inconscientes hasta que se manifiesten. Sin embargo, es seguro que cualquiera en esta misma vida puede alcanzar la cuarta fase en la que tenemos suficiente conexión con el Ser Interior para convertirnos en dueños de nuestro sentimiento *Sáttvico*. Entonces la vida se convierte verdaderamente en un maravilloso juego y la iluminación puede esperar. Todo lo que requiere es el desapego temporal regular de todo menos del Ser Interior en la fase tres, unos

---

[167] *"Sattvapatti"*, que significa "gobernante de *Sattva*", véase el Capítulo 7.

[168] Véase también "Detached Attachment" en youtube.com/youyoga.

pocos años de práctica sincera y adecuada solamente, para la mayoría.

LA NOCHE OSCURA DEL ALMA

Si bien el alma sub-consciente es la capa de individualidad más cercana al Ser Interior, es al mismo tiempo la capa que oscurece más fuertemente la luz del Ser Interior. A través de una verdadera meditación profunda, los bloqueos dentro del sub-consciente pueden disolverse a la luz del Ser Interior, después de lo cual pueden finalmente superarse por completo a través de acciones conscientes en la vida misma[169]. Sin embargo, es posible que aún no se pueda lograr la meditación profunda, y algunos de estos recuerdos de la infancia o de vidas pasadas pueden ser demasiado dolorosos, demasiado oscuros para eliminarlos de esta manera. El sub-consciente se experimenta entonces como un "dolor corporal", aunque también guarda recuerdos y apegos muy hermosos. Reconocer este dolor corporal puede ser muy útil para distanciarnos de él, pero puede que no sea suficiente para silenciarlo.

Se sabe que algunos bloqueos básicamente hacen que la meditación profunda sea imposible, destruyendo toda la paz ganada con tanto esfuerzo al producir emociones repentinas y abrumadoras, como la ira o el miedo, mientras se medita. Pueden hacer que nos congelemos en la inacción, apareciendo como obstrucciones reales que nos impiden comportarnos en la vida como nos gustaría. Es posible que sea necesario profundizar en esos recuerdos para traerlos de vuelta a la superficie de la mente consciente. Allí se pueden digerir adecuadamente para una mejor comprensión de lo que realmente sucedió y por qué. Esto a menudo se llama el trabajo de la sombra o entrar en la "Noche Oscura del Alma", que es una antigua idea Católica Romana que ganó nueva popularidad en estos días.

Hay muchos malentendidos sobre la naturaleza de este proceso. Muchas personas se quejan de lo difícil que es despertar, mientras que

---

[169] Esta es la complementariedad esencial entre el "Camino de Shiva" que nos lleva al interior, y el "Camino de Vishnu" que lleva el interior al exterior.

despertar a la realidad no es algo terrible, es hermoso. Cuando se experimenta como vergonzoso o aterrador, hay demasiado énfasis en el descubrimiento de lo que no somos y muy poca conexión energética real con lo que somos. El verdadero despertar significa el descubrimiento realmente hilarante de nuestro Ser Interior divino. Produce carcajadas sin fin precisamente porque el ego se revela como un payaso de drama inexistente, por persistente y convincente que sea su desdicha.

Darnos cuenta de los muchos obstáculos que el ego pone en el camino no tiene por qué llevarnos a la desesperación, cuando se entiende correctamente que el ego es tan natural como nuestras manos y nuestros pies. Sin el ego, ¿cómo podemos siquiera mover esas manos y esos pies? Si de alguna manera no nos identificamos con ser humanos, también podríamos tratar de atrapar salmones en un río helado, con las patas peludas que no tenemos. Como el cuerpo, el ego es un vehículo que nos permite jugar el juego de la vida. Sin algo de ego, cualquier acción se vuelve imposible. Para actuar, debemos ser como actores que creen en sus roles, pero preferiblemente sin olvidar nuestra identidad real.

El ataque al ego que es tan popular en estos días me ha llevado a escribir el folleto "Love Your Ego" [170]. El cual concluye así[171]: "Nuestro ego puede ser un problema o una dicha. El único que causa problemas con el ego es el ego mismo. Condenar al ego es buscar problemas. Amar al ego es beatitud. ¿Por qué no aceptar simultáneamente nuestra imperfección y nuestra oportunidad eterna de crecer hacia la perfección? Si podemos aceptar que el ego y el Ser Interior existen simultáneamente dentro de la manifestación, entonces estamos al menos a mitad de camino. Sé el Ser Interior y sé tú mismo, eso es todo. No necesitamos ser perfectos. Somos el arte de la vida, el propósito de la creación. Cada segundo cuenta como una eternidad, un paso

---

[170] "Love your Ego: as you love your Self", de Peter Marchand, publicado de forma independiente en 2019.

[171] Esta es una versión sintetizada del último capítulo.

absolutamente único en la danza universal. El Ser Interior ama a nuestro ego como a sí mismo, no ve ninguna diferencia. ¿Cómo podemos vivir desde el Ser Interior si no podemos aceptar el ego como lo hace el Ser Interior? Conectar el cielo y la tierra. Sé como una flecha disparada desde el corazón".

Algunas personas han llamado a este libro sobre nuestro amado ego particularmente compasivo. No estoy de acuerdo, y esto no solo porque el amor propio es clave para el proceso espiritual. Cuando observamos a las personas, es muy claro que, por terribles o agradables que sean las circunstancias, aún podemos elegir sonreír o no. Sin embargo, mientras que el sentimiento de sufrimiento o disfrute es una ilusión, no se siente de esa manera. Por esa razón, uno no puede ser lo suficientemente compasivo al aceptar que nuestro querido pequeño ego necesita alguna ayuda en el camino hacia la aceptación de su naturaleza divina. No solo requiere la luz de la verdad para mostrar el camino, sino también el poder del amor y la compasión que lo motiven a seguir adelante.

NUTRIENDO LA LUZ

Habiendo descubierto la belleza del Ser Interior, verdaderamente nos debemos a nosotros mismos el reconciliarnos con nuestro querido ego. Si entonces sentimos la necesidad de adentrarnos en los rincones más oscuros de nuestra alma, debemos llevar nuestra luz[172]. La desesperación de los buscadores Católicos al descubrir su pequeñez definitiva, provocando vergüenza y deseo de redención, se origina en la idea de una divinidad perfecta que existe sólo fuera de ellos. No cometamos el mismo error. Somos el Ser Interior y como egos individuales somos simplemente niños pequeños nacidos del Ser Interior, creciendo desde el Ser Interior, hacia el Ser Interior, en el Ser Interior. Necesitamos dejar que nuestra luz de amor, perdón y verdad brille en esos rincones oscuros y para hacerlo,

---

[172] Véase también "The Dark Night of the Soul" en youtube.com/youyoga.

primero debemos fortalecerla.

Frente a la luz del Ser Interior, estos apegos aparentemente poderosos solo tienen el poder que les atribuimos o no. Algunas sesiones de "Noche Oscura del Alma" pueden ser útiles o incluso necesarias, pero primero deben incluir cualquier práctica que hayamos desarrollado para generar nuestro poder divino ilimitado. De lo contrario, solo fortalecerá esos apegos, profundizará la oscuridad. Desde la dulzura que encontramos en lo más profundo de nuestro ser, se vuelve muy fácil perdonar, fácil olvidar, natural soltar.

Muy básica aquí es la sabiduría de que en el juego de la vida, el placer no puede existir sin la presencia del dolor. La lengua a la que le gusta el sabor del chocolate es la lengua a la que no le gusta el sabor de la mierda. Si todo fuera blanco, no se vería nada. Y si bien podemos esperar que todos sean "buenos", nadie puede ser bueno sin la libertad de ser malo. La honestidad solo puede existir si la deshonestidad es una opción. Ningún Buda es posible sin el potencial de un Hitler. No hay vida sin muerte. Sin dolor, no hay placer. Como el niño que se lastima en el fútbol pero todavía quiere jugar, podemos aceptar el dolor a cambio del placer. Cualquier dolor que encontremos en los rincones más oscuros de nuestra alma, podemos aceptar que está ahí y luego aceptar que no necesita quedarse, dejándolo ir, desidentificándonos.

La identificación con nuestra luz divina es la clave para dejarla brillar en todas las capas de nuestra alma. En la medida en que nuestra identidad esencial se entienda pero no se sienta, necesitamos transformar la energía misma de este cuerpo del alma. Si bien el árbol no se puede encontrar dentro de la semilla, es del árbol que podemos producir las semillas que necesitamos. Usamos los poderes del Sonido, el Espacio y el Tiempo hasta que no haya más oscuridad que oscurezca la luz. Usar el poder del mantra, la respiración o los sentidos internos son ejemplos de cómo nuestra alma puede ser sanada a nivel energético, lo cual es necesario para que cualquier aceptación se vuelva real.

NACIMIENTO Y RENACIMIENTO

Para quien no cree en la reencarnación[173], descubrir la complejidad de los apegos de nuestro ego realmente puede sentirse como un viaje de ida al infierno. ¿Cómo podemos confiar en nuestra capacidad para eliminar todo eso en una sola vida? La tan elogiada idea de "solo vivir una vez" en realidad trae mucho estrés a las personas. Siempre tendemos a dudar de esa historia de reencarnación de alguna manera, porque generalmente no tenemos experiencia directa de ella. Un poder bastante natural de ignorancia o engaño[174] nos impide ver la verdad de nuestro renacimiento. A través de una variedad de experiencias prácticas, podemos finalmente aceptarlo. Además, uno podría estudiar los muchos informes sobre personas que tienen algún recuerdo de sus vidas pasadas y tienen formas de probarlo.

A veces, la infelicidad lleva a la idea de la necesidad de escapar de este ciclo de muerte y renacimiento, que se convirtió en una religión para muchas personas. El verdadero camino del yoga es escapar de la ilusión de la infelicidad y la separación, impulsado por abrazar el ciclo de muerte y renacimiento, que está a nuestra disposición para tener éxito. Por supuesto, el ego puede amar la idea de muchas vidas. Sin embargo, eso no lo hace falso.

Experimentarnos a nosotros mismos como almas con la eternidad a nuestra disposición para crecer, trae mucho alivio. No más prisas ni preocupaciones, no hay necesidad de vergüenza o culpa, mucho espacio para cometer errores, suficiente tiempo para explorar y limpiar ese oscuro laberinto del sub-consciente. Eternidad también para cumplir los deseos

---

[173] Por mucho, mi mayor beneficio personal al interactuar con el mundo espiritual a través del arte de la curación ha sido la comprensión profunda y la aceptación de la verdad de la reencarnación. Me trajo la beata seguridad de tener todo el tiempo que necesito para trabajar en mí mismo.

[174] Este poder velador de *Maya* o ilusión, es natural y necesario, de lo contrario, ¿cómo podría un tigre comportarse con naturalidad si en su última vida fue un ciervo?

naturales restantes en la vida[175], perdiendo el tiempo eterno por el buen camino. Cada nueva vida es una oportunidad para dejar ir la anterior. Con cada nuevo cuerpo viene una nueva identidad. Cuando nuestro traje se sienta remendado más allá de la reparación, podemos obtener uno nuevo gratis. Tanta riqueza, tanta bendición, tan feliz gratitud.

Aceptar la realidad de la reencarnación plantea preguntas sobre algunos de los propósitos más específicos de esta vida en particular que nos encontramos viviendo. ¿Cómo se relaciona con nuestras vidas pasadas y qué queremos lograr en esta? El sub-consciente afectó las elecciones que hicimos para esta vida, mientras estábamos entre vidas. Como las almas no tienen cerebro, estas elecciones no se hacen muy racionalmente. Son más de naturaleza emocional, vibratoria, poderes kármicos que nos empujan hacia un lado o hacia el otro.

Están involucrados varios niveles de nuestro ser, que crean ciertos poderes que nos atraen hacia un feto en particular, una familia, un país. El amor es el rey de estos poderes y nos devuelve a otros seres con los que nos sentimos conectados, o a alguna habilidad o talento que nos gustaría desarrollar más. Los niños prodigio son ejemplos de almas que han traído consigo talentos altamente desarrollados y, por lo general, se enfocan por completo en explorarlos más a fondo a lo largo de sus vidas. La mayoría de las personas tienen deseos más diversos cuando reencarnan y, por lo tanto, es posible que su camino no sea tan claro o enfocado. Si bien algunas ciencias adivinatorias pueden arrojar más luz sobre esta pregunta[176], nuestros detonantes emocionales son indicadores clave, ya que apuntan a vínculos más profundos que parecen no haber nacido durante esta vida. Al ignorar por completo el ego, podemos ignorar deliberadamente las mismas razones por las que, de hecho, nacimos de nuevo. Aceptar estos apegos kármicos y cumplir esos deseos muy

---

[175] El sueño de mi infancia de llegar una vez a la cima del monte Everest probablemente no se cumplirá en esta vida. No podría importarme menos. Un día sucederá, ya sea con pantalones o con un vestido.

[176] Personalmente, uso principalmente la numerología para ese propósito en mi práctica de curación y entrenamiento.

profundos puede ser una forma mucho más fácil de encontrar y mantener la paz del Ser Interior.

Aunque por naturaleza siempre está cambiando, nuestra alma individual es verdaderamente eterna dentro de la manifestación. A través de interminables ciclos de muerte y renacimiento, en realidad nunca morimos y la vida simplemente continúa. Y si un día escapamos de la manifestación a través de la iluminación, eso será solo la última página de un libro muy entretenido. Y no tiene por qué ser el final. Si bien la mayoría de la gente tiende a creer que la iluminación significa que desaparecemos por completo en la eseidad cósmica, esa es solo una opción. La iluminación significa

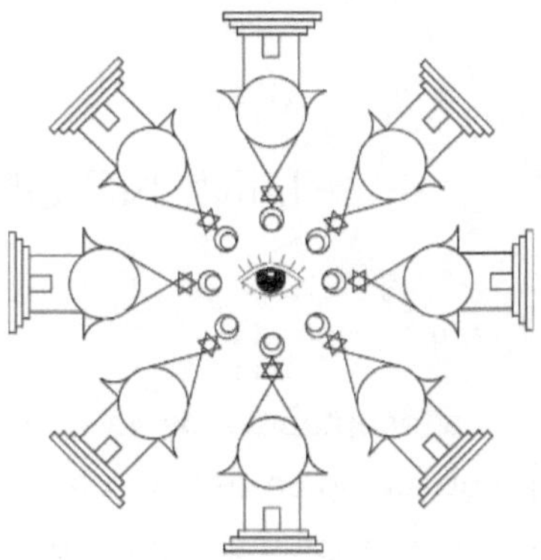

imagen 24. – Todos nuestros Templos del Cuerpo (véase Capítulo 6) están conectados en la Eseidad Cósmica No Dual a través del Elemento del Espacio.

liberación absoluta, por lo que se incluye la libertad para que nuestra alma vuelva a jugar en la vida. Las escrituras Védicas tienen numerosos relatos de cómo varias personas se iluminaron, solo para volver a sumergirse en el juego[177]. De todos modos, no hay prisa, ya que todos juntos ya estamos conectados a través del elemento del Espacio a la eseidad cósmica no dual. Simplemente tendemos a olvidarlo.

---

[177] Véase, por ejemplo, "The Supreme Yoga: A New Translation of the Yoga Vāsiṣṭha", de Venkates Ananda Saraswati, Motilal Banarsidass 2001.

9
DIMENSIONES ESPIRITUALES

La aceptación de la verdad de la reencarnación trae consigo la pregunta lógica de ¿dónde y cómo está ocurriendo el viaje del alma de un cuerpo físico al siguiente? Muchas personas a las que les gusta creer en la reencarnación tienen problemas para aceptar la idea de espíritus o un mundo espiritual. Y sin embargo, sin los espíritus que existen en un mundo espiritual, la reencarnación no podría suceder. La creencia en una realidad espiritual más allá del mundo material es lo que verdaderamente separa a las "personas espirituales" de los demás.

La cosmología Védica apunta entonces a la presencia de otras dimensiones[178] más allá del mundo físico. Así como el elemento Tierra contiene agua y todos los demás elementos sin que estos sean inmediatamente aparentes, la dimensión Tierra esconde otras dimensiones que están contenidas en su interior. Este fenómeno se puede comparar con una muñeca rusa que oculta otras muñecas rusas en su interior, cada una de las cuales oculta a la siguiente.

La verdad es que mientras tenemos la impresión de estar aquí en la dimensión física, nuestras almas en realidad existen dentro de otra dimensión. Tomar un cuerpo físico no significa convertirse en ese cuerpo o incluso moverse dentro de él. Significa que desde una dimensión más sutil que se oculta dentro de la dimensión física, el alma se conecta al

---

[178] Los *"Lokas"*, planos de existencia.

cuerpo físico a través de canales o cordones energéticos[179], conectados con los *Chakras*. Producen la experiencia de estar aquí y nos permiten utilizar el cuerpo físico. Estamos "simplemente" jugando un tipo perfecto de juego de realidad virtual dentro de una "Matrix" energética compleja. Al igual que los cascos de realidad virtual, estos "cables" energéticos eliminan la experiencia de existir realmente en alguna otra dimensión espiritual, aunque allí es donde realmente reside nuestra alma. Somos libres de elegir la pastilla azul sobre la roja[180].

Dejar el cuerpo físico al morir significa simplemente retirar nuestra fuerza vital de esos cordones energéticos, revelando nuevamente nuestra existencia como almas dentro de otra dimensión. Antes de reencarnar al hacer una conexión con un nuevo cuerpo físico, eso también permite que nuestras almas viajen primero a otras dimensiones espirituales. Allí podemos tener diferentes tipos de experiencias que pueden ser muy beneficiosas para nuestro crecimiento espiritual.

La verdad del alma y de los mundos espirituales se considera a menudo como una verdad inconvenientemente oscura. Aquí necesitamos confiar en la fe para motivarnos a involucrarnos en al menos alguna experiencia práctica, a través de la cual esa fe pueda convertirse en un conocimiento real. Mientras la experiencia directa en la meditación más profunda esté más allá de nuestro alcance, podemos probar, de la manera correcta y sincera, alguna práctica ritual más básica y esperar el resultado. Entonces podemos llegar a aceptar que ese mundo espiritual existe, incluso mientras permanece más allá de nuestro entendimiento.

Hay tantas cosas en el mundo físico que aceptamos que existen, aunque no las entendamos completamente, como una semilla que se convierte en un árbol. La ciencia puede describir cuántas cosas funcionan en la naturaleza, pero esta comprensión aún tiene que traernos a un científico que realmente pueda crear una semilla de la cual crecerá un

---

[179] *"Nadis"* o canales de energía, que se encuentran tanto dentro del cuerpo físico como fuera de él.

[180] Refiriéndose a la película "The Matrix" donde esta idea básica está bastante bien representada, incluso si en lugar de un alma, el cuerpo físico está conectado a la ilusión de la vida en esa historia.

árbol. Desde una perspectiva diferente, la dimensión física puede verse como aún más mágica, más difícil de entender que las dimensiones más sutiles. Nuestros sentidos en realidad hacen que la dimensión física parezca real y las dimensiones espirituales como irreales. Como ahora vivimos principalmente dentro de la dimensión física, eso también tiene mucho sentido. Sin embargo, a veces puede ser prudente mirar más allá de los sentidos y aceptar que también están en juego otras realidades.

COSMOLOGÍA VÉDICA

Las dimensiones espirituales[181] están directamente relacionadas con los elementos ocultos dentro del elemento Tierra que constituye la dimensión física[182]. Como tales, son expresiones muy especiales de la materia madre del Espacio, que surgió de la semilla de *Sat* en el Ser Interior. El Agua, El Fuego, El Aire y el Espacio no tienen forma, relativamente, ya que solo el elemento Tierra tiene la densidad necesaria para crear formas fijas. De estos elementos sin forma está hecho el cuerpo de nuestra alma. Como una nube, el cuerpo energético del alma puede tomar diferentes formas. Y como una nube también, el cuerpo energético del alma puede volverse más sutil y liviano, lo que le permite viajar a dimensiones más sutiles relacionadas con los elementos más sutiles.

La primera dimensión donde se encuentra un alma después de "dejar" el cuerpo físico es el mundo astral[183], conectado al elemento agua. Está íntimamente relacionado con el Plano de la Fantasía[184], ya

---

[181] Véanse muchos más detalles en "The Yoga of Snakes and Arrows: The Leela of Self-Knowledge" de Harish Johari, Destiny Books 2007.

[182] *"Bhu Loka"*, el "plano físico".

[183] *"Bhuvar Loka"*, el "plano astral".

[184] *"Naga Loka"*, el 'plano de la Fantasía', que también se relaciona con las serpientes como símbolos del deseo.

que todo lo que podemos imaginar en esta dimensión aparece como real. Al igual que al soñar, ahí es donde tenemos nuestras experiencias. Así como un país puede tener muchas regiones, cada dimensión tiene muchos "lugares" diferentes para explorar, que no son dimensiones en sí mismos[185]. Algunas almas pueden preferir permanecer en la dimensión astral durante mucho tiempo o incluso viajar a otras dimensiones. Sin embargo, tal "viaje" debe verse nuevamente como una mayor retirada al centro de nuestro ser, a nuestros cuerpos energéticos cada vez más sutiles. Sin embargo, muchas almas reencarnarán con bastante rapidez desde el mundo astral, reconectando con el mundo físico.

Dentro del mundo astral existe la siguiente dimensión aún más sutil del mundo celestial[186], que está relacionado con el elemento fuego y se llama el primer cielo. Se dice que alberga seres luminosos hechos de fuego o luz, que dependiendo de la cultura pueden llamarse ángeles, deidades[187] o santos. También las almas más "comunes" pueden visitar esta dimensión, en la medida en que puedan desprenderse de las dimensiones menos sutiles, lo cual es una cuestión de deseo.

Realmente va más allá del alcance de este libro describir completamente todas las otras dimensiones verdaderamente misteriosas más allá de ese primer cielo[188]. Cada uno contiene diferentes "regiones" y son cada vez más sutiles hasta que ya no se relacionan con uno de los cinco elementos. Luego incluso se dice que escapan a la creación y destrucción de diferentes universos, lo que sólo sucede en el nivel de los elementos[189]. La imagen 25 muestra cómo se puede ver que el Plano Físico contiene todas las demás dimensiones dentro de sí mismo o que tiene todas las demás dimensiones apiladas "encima" de él. Esta imagen

---

[185] Aunque también se les llama *"Lokas"*, como *"Pitr Loka'", "Yaksha Loka"* o *"Rasa Loka".*

[186] *"Swarga Loka",* el "plano celestial".

[187] Por lo general, traducimos el sánscrito *"Devata"* como deidades o dioses y diosas, pero en realidad es un término mucho más amplio para las energías espirituales.

[188] Llamado *"Maha Loka", "Jana Loka", "Tapah Loka"* y *"Satya Loka".*

[189] Las dimensiones que se dice que escapan a la destrucción del universo "elemental" son *"Tapah Loka"* y *"Satya Loka",* y por supuesto también la dimensión del Absoluto.

no pretende expresar la realidad, solo mostrar cómo nuestra experiencia puede cambiar según nuestro punto de vista, viendo un túnel que se estrecha o un cono. De hecho, todo depende de cómo nuestros ojos cambien de perspectiva, colocando al Ser Interior sobre todas las demás dimensiones, o en el mismo centro de ellas.

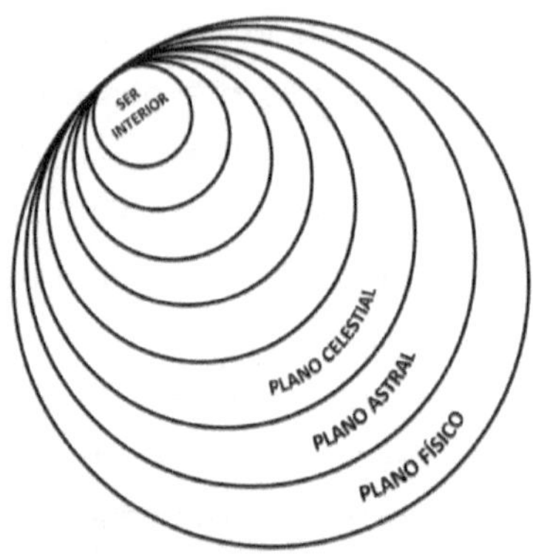

imagen 25. – Perspectiva y la Experiencia
de las Dimensiones Espirituales

Vale la pena mencionar, por supuesto, la Dimensión Absoluta[190] del Ser Interior. Este es un lugar que no es lugar, ya que se dice que está igualmente presente en todas las dimensiones. Es absoluto, más allá de cualquier dualidad de aquí o allá. Esta dimensión no dual impregna y abarca todas las demás dimensiones manifestadas y verdaderamente las hace una, anulando cualquier importancia dada a cualquier otra dimensión.

VIAJES Y EXPERIENCIAS ESPIRITUALES

Ya sea que estemos encarnados o no, existimos simultáneamente dentro de diferentes dimensiones cada vez más sutiles. Como tal, nuestra

---

[190] Dependiendo de la forma elegida de lo divino, esta dimensión se denomina *"Vaikunta Loka"*, *"Brahma Loka"*, *"Rudra Loka"* o incluso *"Prakriti Loka"*.

alma puede describirse como una galaxia fina, intrincada y multidimensional de canales y centros de energía, que se conectan a los elementos y a las capas de la consciencia[191]. Puede ser difícil imaginarnos a nosotros mismos de esa manera, sin embargo, esta descripción se acerca bastante a describir lo que realmente somos como individuos.

En la meditación profunda, primero nos retiramos de la dimensión física, cuando la experiencia de estar sentados en algún lugar de un cuerpo físico desaparece por completo. Luego ingresamos al mundo astral imaginario, lo que puede conducir a ciertas experiencias audiovisuales más o menos distractoras. A medida que nuestra meditación se profundiza, podemos retirarnos de los objetos mentales internos concretos de nuestra meditación, como *mantras* o *yantras*. Luego nos movemos hacia objetos energéticos más abstractos y sutiles que existen en las dimensiones aún más sutiles[192].

Este es el significado real del ascenso de la energía *Kundalini* a través de los *Chakras*. Cuando el *Kundalini* abandona el elemento Tierra del primer *Chakra*, retiramos nuestra energía y consciencia de la dimensión física hacia el mundo astral. Cuando nosotros, como *Kundalini*, nos movemos más allá del elemento agua del segundo *Chakra*, nos hemos retirado a nuestra forma más luminosa dentro del mundo celestial, etc.

Esto explica los muchos informes de personas que van a lugares inusuales y se encuentran con diferentes seres en meditación profunda. Si de hecho se pierde toda experiencia del mundo físico, y no estamos simplemente entreteniendo alguna fantasía mental, esas experiencias de meditación no son ilusiones. La meditación profunda significa levantar gradualmente los velos que ocultan las otras realidades o dimensiones dentro de nosotros mismos y del universo.

Aunque la mayoría de las personas no lo saben, las dimensiones espirituales no solo existen. También interactúan de manera bastante

---

[191] Véase el Capítulo 2.

[192] Los objetos concretos, como mantras o yantras, se reducen a sus esencias energéticas sin forma pero inconfundibles.

significativa con nuestras vidas aquí en el mundo físico, precisamente porque en un nivel más sutil existimos en esas otras dimensiones. Y esta interacción puede ser una bendición o una maldición, lo que ha llevado al desarrollo de muchas prácticas para optimizar nuestras relaciones dentro de estos mundos espirituales. Como el crecimiento espiritual ocurre más esencialmente en el nivel sub-consciente de nuestra alma, estas relaciones pueden marcar la diferencia entre un estancamiento prolongado o una evolución rápida.

Existe una variedad de conexiones espirituales a través de diferentes cordones energéticos, que pueden ser una fuente de sentimientos agradables o desagradables, aparentemente desencadenados desde el sub-consciente sin razón aparente. Lo que experimentamos como originado en el sub-consciente no solo proviene de "nuestro" sub-consciente. A través de los cordones energéticos que nos conectan con el mundo espiritual, somos parte de un "campo mental común", que nos afecta mucho más intensamente de lo que podemos imaginar. Es solo otra forma en la que somos verdaderamente Uno.

"Lo similar atrae a lo similar" es la regla principal que rige nuestras conexiones de energía espiritual. Un músico talentoso puede ganar así una audiencia espiritual real, que también puede inspirar a ese músico como las llamadas "musas". Cuando en la meditación producimos con éxito un sentimiento *Sáttvico* genuinamente agradable, otros seres espirituales con gustos similares pueden disfrutarlo e incluso unirse, para que se pueda experimentar una beatitud aún más profunda. Desafortunadamente, esta regla también se aplica a las emociones desagradables. Si por algún tiempo una persona está enojada, eso naturalmente puede atraer a otros seres espirituales más enojados. Entonces, si esa persona quiere dejar ir la ira, puede ser más difícil ya que la energía de esos seres espirituales puede continuar alimentando pensamientos de ira[193].

---

[193] En la curación espiritual, eliminar la conexión con esos seres espirituales es lo primero que se debe hacer para curar las emociones desagradables persistentes.

De esta manera, nuestra vida espiritual no es muy diferente de socializar en el mundo físico. Y así como en el mundo "real" hay más y menos gente agradable, igualmente en el mundo espiritual no todo es "amor y luz". Algunos seres espirituales realmente infelices pueden ser muy traviesos, tratando de dominarnos afectando nuestro cuerpo y mente de maneras bastante desagradables, explotando las puertas energéticas de los *Chakras*.

Incluso las personas con las que vivimos en el mundo físico están conectadas a nosotros a través de cordones energéticos similares, especialmente si existen fuertes lazos emocionales. Por lo tanto, pueden influir inconscientemente en nuestras emociones, incluso si no están físicamente cerca. Existen otras relaciones más personales en el mundo espiritual con los espíritus ancestrales, así como con otras almas de difuntos que conocemos de esta vida o de vidas pasadas. Si al conocer a alguien nuevo, inmediatamente sentimos que ya lo conocemos, eso muy bien puede ser cierto.

Las prácticas devocionales a formas particulares de lo divino pueden atraer a seres espirituales con preferencias similares[194], lo que puede apoyar nuestra práctica. Los aspirantes espirituales más avanzados pueden beneficiarse de las ideas y la guía recibidas de maestros yóguicos consumados, que residen en las dimensiones más sutiles. Por último, pero no menos importante, tenemos relaciones especiales con energías kármicas particulares. Su función es asegurar nuestra contribución personal en el mantenimiento del equilibrio en el universo, así como traer impresiones kármicas particulares que producen bloqueos en nuestros canales de energía. En la tradición védica, estos están relacionados con las energías planetarias.

Vivimos en un mundo mágico, y el problema es que normalmente no percibimos esta magia, aunque estemos sujetos a sus resultados. Comparado con la verdad del Ser Interior, que cualquiera puede experimentar fácilmente hasta cierto punto, el mundo mágico de nuestra

---

[194] Mediante el uso de *mantras*, *yantras* y *Pujas* particulares o rituales.

alma y sus dimensiones espirituales se encuentran más allá de la percepción normal. Algunas personas nacen con el talento, adquirido en vidas pasadas, para experimentar el mundo espiritual en el estado normal de vigilia. Algunos pueden desarrollarlo en esta vida si pueden separarse lo suficiente del mundo físico para explorar las otras dimensiones en los estados de trance más profundos.

EL CAMINO DEL RITUAL

Así como se nos puede aconsejar que respiremos de manera diferente para acercar nuestra energía a la beatitud del Ser Interior, a veces las prácticas espirituales específicas relacionadas con seres en las otras dimensiones pueden ser extremadamente útiles en el camino de desentrañar nuestra individualidad. Pueden consistir en algunas prácticas curativas más chamánicas relacionadas con la resolución de ciertos problemas espirituales de relaciones públicas con seres de una naturaleza de menor beatitud. O pueden ser más de naturaleza tántrica devocional, con el objetivo de recibir ayuda de seres espiritualmente más avanzados que

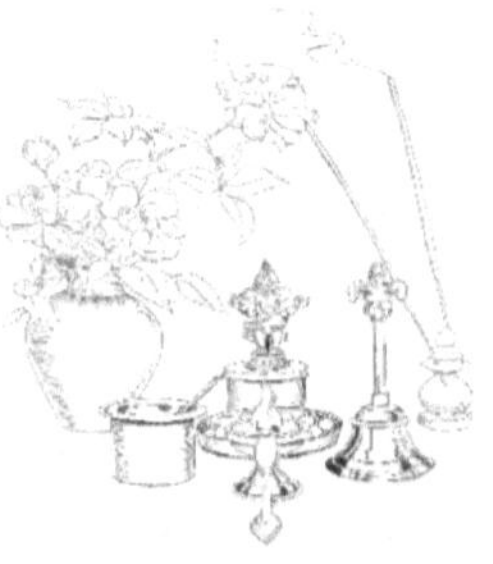

imagen 26. – Los rituales son un lenguaje espiritual. (Dibujo de Pierer Weltevrede)

apoyen las disciplinas espirituales "ascendentes" [195], la meditación más profunda y el desarrollo de la intuición real.

Muchas tradiciones yóguicas y tántricas han desarrollado rituales relativamente extraños, repitiendo sonidos y canciones ancestrales, creando patrones visuales antiguos, haciendo ciertos movimientos según la costumbre y usando ofrendas específicas. Todo eso es verdaderamente un antiguo lenguaje espiritual para comunicarse con seres espirituales que pertenecían a la misma tradición o linaje. Esto,

---

[195] *"Sadhana"* que significa "dedicación a un objetivo".

explica por qué en las diferentes tradiciones los rituales son tan variados así como los idiomas y las costumbres también son muy diferentes en diferentes partes del mundo. Sin embargo, algunas prácticas rituales son más universalmente comunes en diferentes tradiciones y culturas[196].

Muchas personas espirituales creen que no es necesario pedir ayuda al mundo espiritual, ya que esperan que cualquier ser más altamente evolucionado les brinde con gusto esta ayuda cuando sea necesario, desde la bondad de sus corazones. Sin embargo, ese no es el caso en absoluto, ya que iría en contra de nuestra libertad esencial. Es nuestra elección meditar o no, dejar ir algo o aferrarnos a ello, estar enojado o perdonar. Afectar tales elecciones significaría robarnos nuestra libertad de elección, y eso es algo que solo los seres espirituales traviesos pueden intentar hacer.

Aquellos que realmente puedan ayudarnos en nuestro viaje espiritual estarán felices de hacerlo, si realmente lo pedimos, mientras tomamos nuestras propias decisiones. Estar a la altura de estas elecciones también puede afectarlo. ¿Quién puede ayudarnos a ver el Ser Interior si seguimos mirando en la otra dirección? Definitivamente no necesitamos tal ayuda para encontrar el Ser Interior o permanecer con él. Sin embargo, tal ayuda puede ser muy decisiva en el proceso de nuestro crecimiento espiritual[197]. Hay apoyo real disponible "allá arriba", para quien puede inclinar el ego e invitar sinceramente. Obviamente, no es aconsejable esperar nada en particular, ya que el karma todavía está involucrado. Espere ser guiado hacia arriba.

Si queremos tener alguna experiencia práctica, pero no tenemos gusto por algún ritual extraño que pertenece a otra cultura, desarrollar un ritual ancestral es un buen punto de partida. Si bien los rituales ancestrales se

---

[196] Como el uso de 108 cuentas de oración en un rosario o *"Mala"*, que se encuentra en el hinduismo, el budismo, el islam, el cristianismo, etc.

[197] Me ha ayudado enormemente a dejar ir las cosas, ya que me trajo percepciones más profundas que habrían sido difíciles de lograr por mi cuenta y me produjo sentimientos abrumadores y altamente motivadores de paz y beatitud.

encuentran en todas las culturas antiguas, han desaparecido en gran medida en la sociedad moderna. Como la mayoría de mis colegas confirmarán, la experiencia como sanador es que esta negligencia básica de los ancestros causa muchos desequilibrios y bloqueos psicológicos. Los rituales de los antepasados en realidad vienen al comienzo del aprendizaje de cualquier práctica ritual y, dado que han desaparecido en gran medida de la cultura moderna, somos bastante libres para volver a desarrollarlos nosotros mismos, en las formas que consideremos adecuadas. Sin embargo, si tales rituales todavía existen dentro de nuestra cultura, entonces será más eficiente realizarlos como lo hicieron nuestros abuelos.

Los rituales de los antepasados pueden ser realmente simples, siempre y cuando el amor por los antepasados esté disponible, que es el ingrediente principal. Básicamente decimos: "Hola, queridos antepasados, ¿cómo están? Aquí hay algunos regalos para ustedes. Por favor, ayúdenme a ser feliz, saludable y sabio". Podríamos visualizar y recordar a los antepasados que hemos conocido y pedir ayuda más específica[198], especialmente por ejemplo para resolver algunos asuntos familiares. En caso de que sintamos aversión por algún antepasado, el ritual ofrece una oportunidad ideal para ver a cualquier alma como un trabajo en progreso y enviarle a ese antepasado los más sinceros buenos deseos.

Tal ritual puede tomar menos de 5 minutos, pero puede traer mejoras bastante fuertes en el estado de ánimo, las relaciones y la "suerte" en general. Esto es especialmente válido en familias donde las prácticas ancestrales han estado ausentes en gran medida. Incluso si un antepasado ya ha reencarnado en la Tierra, su alma permanece en el mundo espiritual al igual que la nuestra. También para estos entonces, un ritual ancestral puede brindarnos algún apoyo, mientras que su mente consciente puede no ser consciente de brindarlo, quedando atrapados en

---

[198] Si deseamos pedir algo en concreto, es mejor ser claros con lo que queremos y lo que no queremos, para que no pueda haber una mala interpretación.

la realidad virtual de la dimensión física.

De una manera más tántrica que en realidad se aplica a la mayoría de los rituales, podemos asegurar que esta comunicación es fructífera aplicando una serie de principios simples que se basan en la ciencia tántrica de la comunicación adecuada con el mundo espiritual[199]:

- Los rituales requieren regularidad y un momento óptimo, lo que en este caso significa que, en promedio, un ritual ancestral podría ocurrir, por ejemplo, cada luna nueva y mejor temprano en la mañana[200].

- Nuestra mente debe estar clara, nuestro estómago vacío y nuestro cuerpo limpio.

- Ofrecemos algunas frutas, hojas y/o flores para el elemento Tierra, esencialmente brindando a los ancestros los planos de estas cosas. Pueden usarlos para imaginar que tienen estas cosas en su propio mundo, que se encuentra justamente más allá del elemento Tierra.

- Ofrecemos un poco de agua fresca del grifo[201] para el elemento Agua, porque el agua es un buen conductor de energía, lo que permite a los ancestros realmente "permanecer" en el lugar donde estamos realizando el ritual. Ofrecer agua en una olla de metal como cobre o plata funciona mejor, porque el metal también es altamente conductivo.

- Ofrecemos un poco de fuego en forma de lámpara de aceite o vela, porque el elemento Fuego proporciona la energía principal para crear el cordón energético necesario para que los ancestros encuentren el lugar donde se está realizando el ritual, como un faro.

- Ofrecemos algún incienso o aceite esencial para el elemento Aire, afectando muy directamente la dimensión espiritual donde realmente residen los ancestros, mejorando fuertemente su estado de ánimo.

---

[199] Véase mi canal youtube.com/youyoga para obtener una descripción detallada de los rituales ancestrales.

[200] Véase también el Capítulo 12. El momento óptimo para otros tipos de rituales puede ser diferente.

[201] El agua embotellada que ha estado parada durante mucho tiempo no es adecuada, ya que ya no tiene la energía del agua "viva". El agua de un manantial o río cercano tiene la mejor calidad.

- Producimos algunos sonidos en el canto o el uso de campanas, tambores, etc. para ofrecer el elemento Espacio, lo que puede aumentar considerablemente la armonía y la confianza de los antepasados.

- Habiendo ofrecido los 5 elementos, en esencia hemos ofrecido todo el universo. Se puede dar cualquier otro regalo, dependiendo de las preferencias culturales y personales, como té, tabaco o alcohol. Estos dones más *Rajásicos* o *Tamásicos* no son adecuados para los seres espirituales superiores, pero las almas más normales de nuestros antepasados pueden apreciarlos mucho.

- Una vez colocados atentamente estos regalos uno a uno en un plato, podemos ponerlo al aire libre o guardarlo en algún lugar seguro dentro de casa. Después de aproximadamente 24 horas, debe devolverse a la naturaleza y nunca tirarse a la basura.

Todo esto puede parecer bastante extraño al principio, claro. Cierta duda es muy natural, pero también significa que sentimos que existe la posibilidad de que podamos ayudar a nuestros antepasados y a nosotros mismos de esta manera. Entonces, ¿por qué no intentarlo? Si uno nunca lo intenta, nunca podrá tener la experiencia. También se pueden realizar pequeños rituales similares para recibir ayuda espiritual en la meditación; véase el Capítulo 13.

10

YOGA INTEGRAL

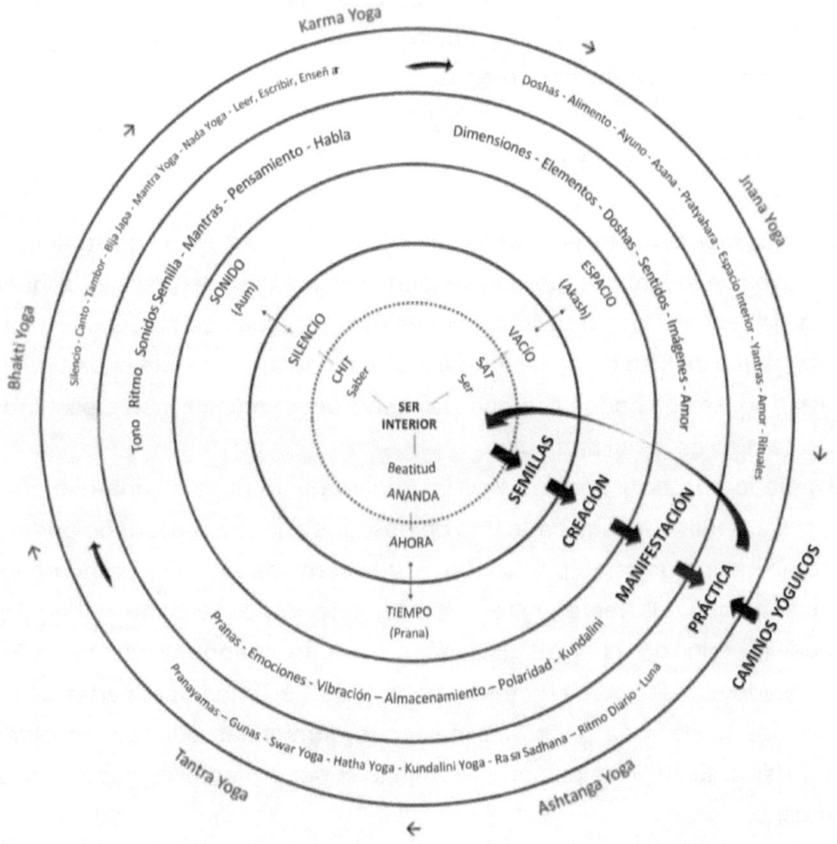

Imagen 27. – Los principales Caminos y Prácticas Yóguicas.

Para generar más energía no dual en nosotros mismos, la tradición yóguica nos ha traído muchas prácticas hermosas basadas en los poderes. de las semillas del Sonido, el Espacio y el Tiempo Definitivamente no los necesitamos todos y, en general, se recomienda desarrollarlos principalmente a medida que se sienta la necesidad. La imagen 27 da una idea de nuestras demasiadas opciones en la práctica. En lo que respecta a nuestra personalidad particular, primero elegimos un camino específico para el ego, o una combinación de los caminos principales. Las elecciones más prácticas generalmente se hacen a través de la elección general de un camino yóguico principal, en el que algunas prácticas encajan mejor que otras.

CAMINOS PARA EL EGO

Tradicionalmente, la cuestión de cómo trabajar con el ego se aborda a través de la intuición de que las personas solo pueden pensar, sentir o actuar. Eso también trae las opciones más yóguicas de no pensar, sentir ni actuar o incluso de hacer todo eso simultáneamente. Para cada una de estas cosas que podemos hacer, las tradiciones yóguicas han presentado un camino esencial particular.

Dado que no podemos vivir verdaderamente nuestra vida diaria sin pensar, sentir o actuar, cada uno de nosotros puede ser ayudado por una combinación un tanto personal de estos caminos. De hecho, uno de los factores que influyen en esta particular elección de técnicas del ego es nuestro tipo de cuerpo, que nos convierte predominantemente en pensadores, sentidores o creadores[202]. A las personas dominadas por la bilis les gusta más hacer, las personas dominadas por la mucosidad tienden a sentir, y las personas dominadas por el viento les gusta pensar mucho.

Entonces, cada vez que pensamos, podemos pensar en la verdad o dejar de pensar, que es el camino del *Jnana Yoga* que se enfoca completamente en destruir los engaños que existen en la mente consciente. Cada vez que sentimos, podemos sentir amor incondicional en unión, que es el camino del *Yoga Bhakti* o el yoga del amor y la

---

[202] El *"Dosha"* o constitución personal del cuerpo físico, véase el Capítulo 6.

devoción. Cada vez que actuamos, podemos actuar en servicio desinteresado en oposición a cualquier acción más egoísta, que es el *Karma Yoga*. Y cuando no queremos hacer nada de esto, aplicamos las técnicas generalmente conocidas como el *Ashtanga Yoga*, ocho pasos lógicos que finalmente nos llevan a la meditación profunda y al final de sentir, pensar o actuar. Entonces, el *Tantra Yoga*, como el último de los principales caminos yóguicos, combina la verdad, el amor, el servicio desinteresado y no hacer nada mágicamente en una práctica holística. Por supuesto, podemos encontrar una multitud de tradiciones yóguicas diferentes, cada una originada por maestros particulares y también en diferentes partes del mundo, sin embargo, todas estas tradiciones hacen un *masala* único de los cinco caminos yóguicos principales.

Estos cinco caminos principales deben entenderse principalmente como ejercicios para el ego. En el *Jnana Yoga*, el ego se razona cuestionando cualquier "yo soy esto" al que está tratando de aferrarse, hasta que se identifica con el ser puro de "yo soy". En el *Bhakti Yoga*, el ego se olvida de sí mismo a través del sentimiento de amor por el Ser Interior cósmico divino, que existe dentro de nosotros y en todas partes. En el *Karma Yoga*, el ego se identifica con las necesidades de todo el universo en un servicio desinteresado, dejando ir los deseos egoicos en el proceso. En el *Ashtanga Yoga*, a través del silenciamiento de la mente, el ego desaparece temporalmente, ya que es esencialmente solo la idea de separación en nuestros pensamientos. Eso permite la experiencia plena del Ser Interior en meditación profunda. En el *Tantra Yoga*, todo eso se está haciendo, con el valor agregado de desentrañar bloqueos particulares en el ego sub-consciente, a través de prácticas bastante misteriosas que trabajan más directamente con la energía *Kundalini* y mejoran las relaciones en las dimensiones espirituales.

Si bien las preferencias personales son lógicas, el verdadero camino es integral, de naturaleza holística. Al tratar con nuestro ego complejo, es posible que necesitemos tener en cuenta todo nuestro ser manifestado y, por lo tanto, todos los caminos principales. Mientras tanto, la reducción, del ego, por supuesto, también afectará nuestra mente, energía y sentimientos. Si el ego se suelta en algún grado, el cuerpo físico se relaja el cuerpo *Pránico* se vuelve más liviano, los pensamientos pierden sus aristas e incluso el sub-consciente se aquieta. Se sabe que los cinco caminos yóguicos estimulan sentimientos de amor, alegría, asombro, confianza y paz, al mismo tiempo que reducen la ira, el miedo, la depresión y la tristeza.

Las prácticas típicas del *Bhakti Yoga*, como el canto o los rituales, afectan especialmente nuestra energía a través del uso amoroso de sonidos, flores, colores y otras impresiones sensoriales que generan sentimientos positivos. Como el *Bhakti Yoga* se relaciona principalmente con los sentimientos, a menudo se vuelve de naturaleza más tántrica, lo que significa que traerá algún apoyo del mundo espiritual. Eso es cierto incluso si nuestro amor se ofrece a una representación completamente sin forma del Ser Interior, como la luz de una lámpara de aceite.

En un contexto más religioso, tales rituales se han convertido en hábitos antiguos, mientras que a menudo la ciencia espiritual detrás de ellos permanece oculta para los participantes. Desde el punto de vista de generar amor, eso no es imprudente. La comprensión racional es mortal para cualquier sentimiento de amor más fino. Si bien los amantes pueden sentir que su amor se ve realzado por un ambiente más romántico, prefieren ver su amor como independiente de él, verdaderamente incondicional. En el caso del *Bhakti*, obviamente esa es también la verdad, ya que el amor por lo divino existe incondicionalmente en algún nivel dentro de cada ser. Lo divino es perfecto, entonces, ¿qué no hay que amar?

LAS OCHO RAMAS

Cualquier camino siempre incluye de alguna manera algunas prácticas meditativas que nos alejan de pensar, sentir y hacer, hacia el ser puro del Ser Interior que no piensa, no siente ni hace. La meditación es la forma definitiva de reducir el sentimiento de importancia individual del ego. Si bien los métodos para abordar esto pueden variar mucho, el proceso de meditación básico se ha descrito con mayor claridad en los *Yoga Sutras* de Patanjali y se basa en ocho conjuntos de prácticas, que se conocieron como el *Ashtanga Yoga*[203]:

1. Evitar lo que quita la paz[204]:

    → *La no violencia, la verdad, la honestidad, la moderación sexual, la tolerancia, la fortaleza, la amabilidad, la franqueza, la moderación en la dieta, pureza corporal.*

2. Centrarse en lo que produce la paz[205]:

    → *Austeridad, satisfacción, creencia, caridad, adoración, estudio, modestia, discernimiento mental, repetición de mantras, observancia de votos y realización de sacrificios.*

3. Sentarse cómodamente[206]:

    → *Así como un cuerpo inmóvil aquieta la mente, se debe dominar al menos una postura sentada si se desea alcanzar y mantener un estado profundo de meditación.*

4. Armonizar la energía pránica[207]:

    → *Una variedad de técnicas que incluyen retención de la respiración, respiración de fosas nasales alternas, visualización de Prana, etc. que acercan nuestra energía emocional a la paz del Ser Interior.*

5. Retirarse al interior[208]:

    → *Purificación de los sentidos, seguida de forzar nuestra atención y la fuerza vital hacia los sentidos internos.*

6. Concentración interior[209]:

---

[203] Literalmente significa "ocho extremidades", también conocido como el Real o *"Raja Yoga"*.

[204] *"Yama"*, que significa "detener", o "matar".

[205] *"Niyama"*, que significa "comenzar" o "dar vida".

[206] *"Asana"*, que significa "aquello sobre/en lo que nos sentamos".

[207] *"Pranayama"*, que significa tanto "detener" como "expandir" "la fuerza vital".

[208] *"Pratyahara"*, que significa "retirada de lo que entra".

[209] *"Dharana"*, que significa "concentración".

→ *Ser completamente unidireccional, enfocado en un solo objeto interno.*

7. Meditación sin esfuerzo[210]:

→ *Donde tanto el objeto de la meditación como el poder de concentración se han vuelto sutiles, libre de esfuerzo, libre del sentimiento de ser quien hace.*

8. Absorción en meditación profunda[211]:

→ *Donde desaparece la consciencia del cuerpo físico y se logra la unidad no dual, un estado místico de trance con muchas capas.*

Cualquiera que sea la importancia que el practicante individual o la tradición espiritual particular le dé a cada rama, puede diferir significativamente. Y, sin embargo, por lo general se incluirá algún aspecto de cada rama. El *Ashtanga Yoga* es verdaderamente un conjunto holístico e integrado de técnicas que nos llevan a la experiencia plena del Ser Interior, eliminando todas las demás experiencias. Más sobre el proceso de meditación en el Capítulo 13.

MAGIA TÁNTRICA

Por último, pero no menos importante, el *Tantra Yoga* puede considerarse como la tradición de yoga más integral, incluso si el *Bhakti, Jnana, Karma y Ashtanga Yoga* pueden conducir al objetivo final por sí mismos[212]. Sin embargo, el *Tantra Yoga* los incluye a todos. Sentir amor, ver la verdad, el servicio desinteresado y el no hacer se combinan simultáneamente en una práctica mágica a través de la comprensión del *Advaita Tántrico*. Lo que esto realmente significa es difícil de explicar. Solo se puede experimentar. Definitivamente significa que los poderes del Espacio, el Sonido y el Tiempo se utilizan conscientemente para ayudar a

---

[210] *"Dhyana",* que significa "ver".

[211] *"Samadhi",* que significa "todo se percibe como uno".

[212] Si se persigue vigorosa e inteligentemente, eso es un sí absoluto.

retener la Consciencia del Ser Interior, que es el camino del *Jnani Tántrico*[213]. El Tantra también facilita el viaje meditativo de nuestra alma a través de las dimensiones espirituales, el ascenso de *Kundalini* y las interacciones relacionadas con el mundo espiritual. El Tantra es mágico sólo cuando trabaja así con lo intangible, con lo que está más allá de la comprensión.

Aunque podría llamarme practicante tántrico, me identifico con la misma facilidad con los otros caminos. Nunca promovería el *Tantra Yoga* como un yoga que sirve a todos, especialmente cuando se trata de prácticas más mágicas de conexión con el mundo espiritual o el ascenso del *Kundalini*. Sin embargo, cuando se experimentan ciertos bloqueos en la vida o la meditación, que parecen difíciles de eliminar con los medios más tangibles, es posible que necesitemos trabajar con las energías más intangibles. Entonces, las prácticas más místicas y ocultas del *Tantra Yoga* pueden resultar muy recomendables, pero suelen ser bastante exigentes. Se puede encontrar una alternativa en la curación tántrica, donde el sanador ofrece ayuda a través de los poderes adquiridos en su propia práctica. Sin embargo, el uso de *mantras* particulares y rituales de limpieza relativamente simples por parte de los propios "pacientes" puede ser de gran ayuda en el proceso de curación.

Si bien el objetivo de este libro es brindar más información sobre la filosofía tántrica de la no dualidad, nunca fue la intención describir las prácticas tántricas reales aquí en detalle. Los lectores que esperaban encontrar esas descripciones aquí, deben aceptar que difícilmente son adecuadas para ser enseñadas a través de un libro. Requieren una relación más personal entre alumno y profesor. La transferencia de información es bastante irrelevante en el Tantra porque los misterios están, en cualquier caso, más allá de la comprensión. Solo cuenta la experiencia práctica, y aquí el papel del maestro es principalmente el de

---

[213] El *Jnani Tántrico* combina la consciencia implacable de la consciencia no dual con el dominio de la energía no dual.

un guía y protector, más que el que estropea todo con el habla de antemano. El valor de las palabras aquí radica más en su sentimiento y poder que en su significado. Tal vez algún día pueda escribir un libro sobre el tema, pero realmente debe ser bastante limitado. Mientras tanto, quien realmente se sienta atraído por las prácticas tántricas puede contactarme en persona para recibir apoyo.

Dentro de este libro sobre *Advaita Tántrico*, principalmente espero traer comprensión sobre dónde y cómo podrían encajar ciertas prácticas más o menos tántricas. El verdadero conocimiento es ver la unión de las cosas, lo que también se aplica a las prácticas. Por lo demás, prefiero limitar aquí los consejos prácticos a los usos más cotidianos de los poderes del Sonido, el Espacio y el Tiempo. Para quien puede así equilibrar algunas cosas muy básicas como la respiración, la comida, la sintonización con los ciclos naturales, la meditación diaria, las emociones, etc., la consciencia del Ser Interior vendrá mucho más fácilmente y ese es el objetivo principal del *Jnana Tántrico*[214]. Honestamente, solo entonces las prácticas Tántricas más avanzadas se vuelven alcanzables.

TRAMPAS DE LOS CAMINOS

Para el yogui del *Jnani* o el *Tántrico*, el *Bhakta*, el *Ashtanga* o el *Karma*, la verdad esencial del Ser Interior permanece siempre igual. Es la verdad de la realidad absoluta, la eseidad pura, la Unidad, la unión. Solo los métodos para encontrar, realizar, mantener o vivir esa verdad son diferentes. Desafortunadamente, a lo largo de la historia, todos los caminos han creado algunas interpretaciones complicadas de la única verdad más allá de las palabras, redefiniendo o limitando el fin para justificar los medios. Solo sirven para reforzar la impresión de que el método elegido es el correcto, el mejor o el más rápido. Es un tipo de motivación mal dirigida:

---

[214] El *Jnana Tántrico* es el yoga de la no dualidad en la consciencia y la energía.

- Las variedades más ciegas del *Bhakti Yoga* pueden conducir a una identificación poco saludable con una forma particular elegida para representar el Ser Interior cósmico divino esencialmente sin forma. El amor puede volvernos ciegos y eso también puede suceder en la devoción espiritual. "Mi Dios es mejor que tu Dios" entonces se convierte en el tema y produce todas las conocidas distorsiones relacionadas con el ego grupal de la verdad absoluta en la religión. Este problema es más bien inherente a las religiones monoteístas, pero, por supuesto, también en el Hinduismo politeísta, los devotos de una forma particular de lo divino pueden mostrar una tendencia a colocar esa forma por encima de todas las demás. Lo mismo es cierto para aquellos que eligen un objeto de culto más humano, como en el Budismo o en el Guruismo. Sin embargo, en el politeísmo, el respeto por todas las formas de lo divino es más bien inherente[215].

- El *Karma Yoga* también puede desafiar su propio objetivo, cuando el resultado de nuestro servicio desinteresado se considera erróneamente como una realidad. El Yogui del *Karma* no debe olvidar que hacemos este servicio para resolver algunos de los problemas causados por nuestro propio ego. Ese servicio puede consistir en abordar algunos de los problemas más prácticos de otros, pero estos no son los problemas reales. El único problema relativamente real es el ego que todos tenemos, y todos los demás problemas son una ilusión. Por lo tanto, nuestro servicio desinteresado no es una realidad, ni tampoco el resultado de ella. El mejor *Yoga Karma* radica en compartir la enseñanza espiritual, ya que ayuda a otros de manera más significativa a reducir su problema de ego. Lo segundo mejor es ayudar a aquellos que están realmente tan desequilibrados, que aplicar la comprensión espiritual y avanzar en el camino parece ser casi imposible.

---

[215] Una vez hice una encuesta a más de 100 hindúes, preguntándoles cuál era su deidad favorita y su relación con los demás. No se pudo encontrar una sola persona que no confirmara que todas las deidades hindúes son, en esencia, iguales.

- El *Jnana Yoga* tiene la tendencia a volverse muy intelectual y demasiado solar, reprimiendo los sentimientos, como se explicó antes. Se basa en gran medida en la mera convicción y la fuerza de voluntad, manteniendo nuestra cabeza fuera de las aguas de la ilusión las veinticuatro horas del día. Esta es en verdad una postura tan dura, que cualquier otra idea puede ser vista como una competencia con ella. Por lo tanto, se desarrolla fácilmente el desdén por cualquier otro camino o práctica, lo que no solo puede confundir y alienar a los demás. También puede evitar que sigamos otros caminos que podrían ser muy útiles. Especialmente cuando las personas se encuentran con bloqueos más sub-conscientes, esto puede conducir al estancamiento e incluso a una especie de cinismo o depresión.

- Mientras tanto, el *Ashtanga Yoga* ha tomado muchas formas diferentes en muchas escuelas de todo el mundo. La preferencia por solo una o algunas de las ocho ramas ha dado lugar a algunas interpretaciones muy limitadas. Especialmente en Occidente, el énfasis en la salud y la belleza exterior trajo consigo una práctica de posturas de *Yoga* que estimula el ego en lugar de reducirlo. Otra cuestión es que la primer rama de "evitar lo que quita la paz" tiende a convertirse en una especie de moralidad generalizada, aunque siempre debe ser una práctica personalizada, como en el caso de la abstención sexual. El apego a la beatitud obtenida en la meditación puede conducir a una sensibilidad extrema para cualquier perturbación externa de la paz, mientras que la verdadera perturbación se encuentra en el interior. La identificación con los poderes yóguicos que pueden surgir a través de la práctica de la meditación profunda es probablemente la trampa más poderosa, que conduce a un ego extremadamente inflado.

- En el *Tantra Yoga*, la comprensión de uno puede estar nublada por demasiado misterio, confundirse con los muchos detalles que son típicos en la práctica tántrica y, como resultado, perder la intuición natural. Como ocurre con otros caminos, puede producir falta de respeto hacia otras culturas y tradiciones. Al igual que en el *Ashtanga*, cualquier poder que se adquiera también puede confundirse con el objetivo real del yoga, que no tiene nada que ver con tener más o menos poder. De todos modos, los poderes puramente tántricos no son propios, ya que se basan en las relaciones con los seres del mundo espiritual. E incluso los verdaderos poderes yóguicos obtenidos a través del *Ashtanga* o *Kundalini Yoga* dependen directamente del Ser Interior, por lo que el ego tampoco puede reclamarlos. Algunos *Tántricos*, por supuesto, le han dado mala fama al *Tantra Yoga* al abusar del conocimiento verdaderamente sagrado del *Tantra* por razones egoístas. El *Tantra* se puede usar para un propósito más mundano o para un propósito yóguico más espiritual, pero algunos lo usan para dañar a otros, robarles, manipularlos. Uno debe ser siempre consciente de que no todo *Tántrico* es un yogui, y que tener algunos poderes especiales no convierte a una persona en santa. Además, muchas personas se "comportan" en parte por temor a represalias. Si los poderes particulares nos permiten escapar de cualquier retribución, nuestra columna vertebral moral se pone realmente a prueba.

Para cada yogui, hay un yoga único. Si bien el destino es el mismo para todos, el camino depende de dónde venimos en términos de nuestros tipos, talentos y bloqueos individuales. Por muy útil que sin duda pueda ser conectarse profundamente con una tradición de yoga en particular, siempre debemos mantener la mente abierta. Una práctica casi nunca se opone a otra: la verdadera relación entre diferentes prácticas es por naturaleza complementaria. Aferrarse demasiado a una tradición contra toda razón y necesidad es otro juego del ego. Que la comprensión fundamental de que todos los caminos y prácticas se originan de las semillas dentro del Ser Interior traiga un sentido más profundo de conexión entre los seguidores de diferentes tradiciones.

11

MANTENERLO SIMPLE

Explorando el *Advaita Tántrico*, hemos ampliado nuestra comprensión de la no dualidad bastante simple del Ser Interior no manifestado, con la relativa complejidad de las energías no duales que existen dentro de la manifestación. Asimismo, la técnica simple de "simplemente ser" se ha complementado con una variedad bastante deslumbrante de otras prácticas, que las tradiciones yóguicas crearon en apoyo de ella. Equilibran diferentes energías de nuestro ser manifestado, para producir la energía no dual del Ser Interior. Eso realmente puede ser visto como una invitación o la excusa perfecta para desviarse demasiado hacia todo tipo de actividades complejas, lo que hace que uno olvide el verdadero objetivo, la práctica real, que es bastante simple.

La primera forma de evitar ese error es terminar siempre cualquier práctica con la no-práctica del ser puro. Eso definitivamente debería ser siempre la cereza del pastel de cualquier secuencia meditativa. En la medida en que las prácticas precedentes sean adecuadas, favorecerán más fácilmente esa experiencia de eseidad pura. Así es como realmente podemos sacar provecho al esfuerzo realizado.

La segunda forma es siempre contrarrestar primero cualquier sentimiento desagradable con cualquier dicha del Ser Interior que podamos generar, retirándonos al observador silencioso, sin forma y beato del ahora. Si eso funciona, bien. Si no es así, todas las demás técnicas entran en juego para generar más energía no dual, dependiendo del desequilibró que se experimente.

En pocas palabras, cada práctica debe comenzar y terminar con el Ser Interior. Si bien trabajar con nuestra energía a menudo produce resultados muy directos, algunas. Personas. están demasiado concentradas en ella. Se les puede ver buscando frenéticamente alguna razón para su infelicidad en la comida que comieron, la energía de algún lugar o las emociones perturbadas de otro, mientras olvidan que el simple retiro a menudo puede ser suficiente para lidiar con todo eso. Cuando desaparece una sensación desagradable, no sirve de mucho saber por qué estaba allí en primer lugar. Solo cuando persiste, somos libres de buscar su causa y sacarlo de raíz.

La mayoría de las tradiciones aconsejan mantenerlo simple dominando al menos una técnica que funcione en el nivel de energía. Ya sea que se trate de la respiración, un *mantra* o la limpieza de nuestros canales de energía, no importa. Cualquier técnica que hayamos encontrado que realmente funcione para nosotros, la ejercitamos hasta que seamos tan buenos como, digamos, Roger Federer en el tenis. Realmente no es posible que un libro nos diga qué práctica se adapta mejor a nosotros. Espero que este brinde suficiente información para probar algunas cosas, y solo entonces se puede revelar nuestra práctica ideal. La complejidad de la existencia individual está verdaderamente más allá de la comprensión intelectual, mientras que definitivamente no está más allá de la experiencia directa.

La experiencia conduce a la convicción y de ahí a la práctica y el dominio reales. Entonces realmente tendremos una herramienta energética a la mano, que puede traernos de regreso a la energía no dual del Ser Interior en cualquier momento que sintamos la necesidad. Otras técnicas energéticas aún pueden ser útiles de vez en cuando para tratar alguna causa particular o un desequilibrio kármico recurrente. En cualquier caso, esta técnica maestra debería ser capaz de restablecer temporalmente el equilibrio, incluso si no siempre aborda la causa de dicho desequilibrio. Esta destreza se obtiene ejercitándola intensamente fuera de la vida y luego usándola realmente también en la vida.

Este capítulo sobre "Mantenerlo simple" es obviamente breve. Usar cualquier técnica más allá del no hacer y esa técnica maestra clave en el nivel de energía se reduce a tres temas, que corresponden a los capítulos restantes: buenos hábitos, meditación y vida.

12

BUENOS HÁBITOS

Los hábitos son excelentes para mantener nuestra energía más equilibrada de la manera más sencilla. Si bien crearlos puede requerir un poco de estudio y esfuerzo, una vez que los hemos desarrollado, requieren poca atención. Los hábitos no están muy de moda, ya que a la gente le encanta la sensación de ser libre de hacer lo que quiera, cuando quiera y donde quiera. Somos libres de asumir las consecuencias también. Podemos dejar que las energías de la vida jueguen con nosotros, o podemos jugar con ellas. Al igual que en la crianza de los niños, los buenos hábitos brindan estructuras saludables a nuestras vidas. Nos permiten mantener bajo control varios aspectos de nosotros mismos, en lugar de ser controlados por ellos. Esa es la verdadera libertad.

En lugar de tener que pensar repetidamente cuándo queremos hacer algo, solo tenemos que pensarlo una vez, si podemos convertirlo en un buen hábito. Entonces, si sentimos que algún canto diario de *Bhajans* nos haría tanto bien, ¿por qué no acomodarlo en nuestro horario diario? La alternativa es tener que pasar por algún proceso de toma de decisiones al respecto todos los días, lo que probablemente significa que a menudo lo omitiremos, según el estado de ánimo y las circunstancias en ese momento. Por lo general, tenemos que tener en cuenta las necesidades y los horarios de los demás, lo que nuevamente es más fácil de manejar con cierta regularidad. Los hábitos son particularmente importantes para mantener algunas terapias de curación o limpieza regulares, ya que sin tal regularidad, muchos de estos remedios caseros de autoayuda que buscan "mantener alejado al médico", puede que no funcionen de manera correcta[216].

Uno de los buenos hábitos más importantes es, por supuesto, cocinar diariamente alimentos que respalden al máximo nuestros objetivos mundanos y espirituales. Eso significa alimentos que son frescos y naturales, cocinados suavemente con hierbas y especias, ligeros y nutritivos, que equilibran los seis sabores, los tres *Doshas* y las tres *Gunas*[217].

Muchos buenos hábitos harán que nuestra energía esté más en sintonía con algunos ciclos naturales importantes, mientras que su ausencia a menudo significa que podemos estar haciendo lo correcto en el momento equivocado. Podemos ignorar la naturaleza del cosmos, o trabajar con él. Los ciclos más relevantes son los del sol y la luna, por lo que nuestros hábitos deben basarse en el ritmo natural del día y la noche[218], así como en el ciclo de la luna.

RITMO DIARIO

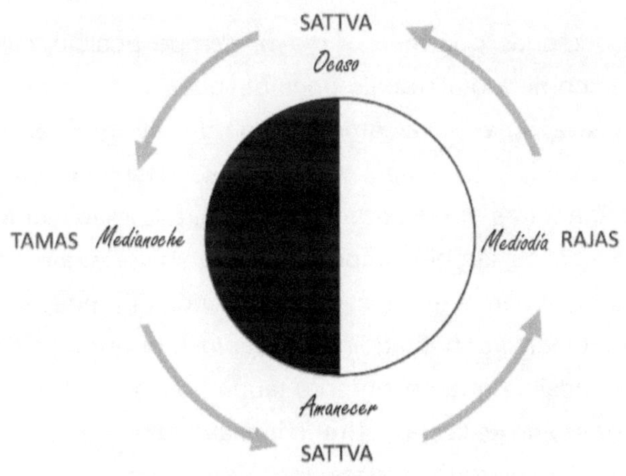

imagen 28. – Los Gunas del Día.

---

[216] En *Ayurveda*, se dice que muchas curas han completado su trabajo solo después de 40 días de uso consecutivo.

[217] Como se discutió en los Capítulos 7 y 8.

[218] Véase también "A Daily Yoga Rhythm" en youtube.com/youyoga.

Las actividades *Sáttvicas* pertenecen a las primeras horas de la mañana, ya que esa energía domina naturalmente desde unos 90 minutos antes del amanecer hasta un máximo de 3 horas después del amanecer. Durante el día, la energía *Rajásica* apoyará actividades solares más enérgicas, haciendo nuestro trabajo. La puesta del sol ofrece entonces un breve intervalo en el que, de nuevo, la energía *Sáttvica* está más disponible. Después del atardecer y durante la noche domina la energía *Tamásica*.

Una de las decisiones espiritualmente más fructíferas sobre el ritmo diario es comenzar el día con actividades *Sáttvicas* que dan paz e inspiran. Reservar más "tiempo para mí" temprano en la mañana cuando la energía es fresca y tranquila, lo hace mucho más gratificante. Muchos tienen su tiempo libre principalmente por la noche, cuando ya estamos bastante agotados y estresados por las actividades *Rajásicas* del día. Esto resulta principalmente en una especie de entretenimiento pasivo, que solo distrae un poco, pero no será muy nutritivo, relajante o estimulante.

Muchas personas duermen el mayor tiempo posible, saltan de la cama y salen corriendo al trabajo poco después. Si queremos tener un día estresante, así es exactamente como hay que empezar. Se recomienda permitir que nuestro sistema se despierte lentamente y reservar de una a tres horas cada mañana para la meditación, el yoga, la expresión artística, la unión acogedora y cualquier otra cosa que nos ponga en sintonía con la energía del Ser Interior. Entonces será mucho más fácil mantenerse conectado con el Ser Interior durante todo el día.

Si bien es posible que no siempre tengamos la libertad de vivir así, levantarse temprano es la clave. Como la mayoría de los adultos tienden a dormir bastante y pierden mucha energía en sueños intensivos durante las últimas horas de estar acostados en la cama, es ciertamente posible tener más "tiempo para mí" de calidad temprano en la mañana. Dormir menos y meditar más generalmente trae una experiencia de tener más energía en lugar de menos[219].

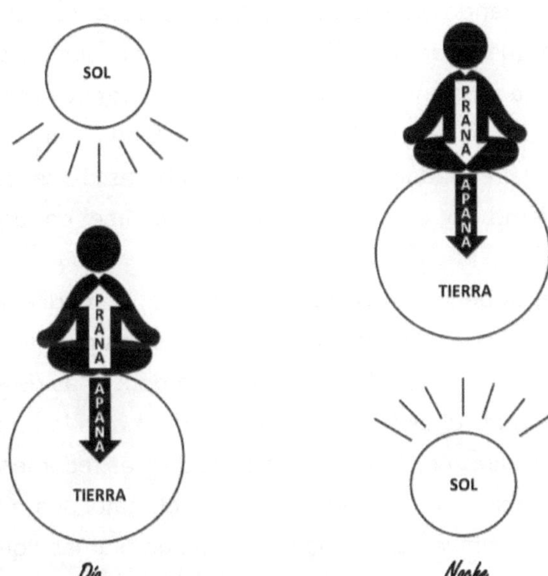

Imagen 29. – Impacto del Día y la Noche en el Prana y el Apana.

Levantarse antes del amanecer ofrece muchas ventajas. Un objetivo principal aquí es tener evacuaciones intestinales regulares poco después de despertarse, de modo que *Apana* y todos los materiales de desecho puedan abandonar el cuerpo antes de que comience el adelgazamiento natural de la sangre[220]. *Apana* es atraído hacia abajo por la gravedad de la Tierra, mientras que *Prana* es atraído por la gravedad del Sol. Luego, con la salida del Sol sobre el horizonte[221], nuestra posición vertical asegura que el *Prana* y el *Apana* se separarán sin que un exceso de *Apana*

---

[219] No todos los adultos necesitan dormir 8 horas al día. Para muchos, de 6 a 7 horas es suficiente y, a medida que envejecemos o meditamos más, eso puede ser incluso menos.

[220] Esto sucede entre 10 y 20 minutos antes del amanecer y provoca una fuerte recirculación de nutrientes y materiales de desecho.

[221] Este tiempo auspicioso se llama *"Brahma Mahoorta"* o el tiempo de Brahma, así como *"Amrit Bela"*, el tiempo del néctar de la vida.

contamine el *Prana*. Como resultado, no sólo nuestro cuerpo físico, sino también nuestra energía vital estarán más puras durante el día.

Estar ya meditando en el momento del amanecer es particularmente auspicioso, ya que podemos beneficiarnos del equilibrio natural que el amanecer aporta a las energías solar y lunar, generando la energía neutra al equilibrar el dominio de las fosas nasales[222]. Sin embargo, cuanto más lejos vivamos del ecuador, más variarán las horas de salida del sol en verano e invierno, lo que no debería convertirse en una obsesión exagerada[223].

Idealmente, deberíamos pasar del sueño a la meditación lo antes posible, excepto cuando realmente tenemos mucho tiempo por la mañana. Luego, primero podríamos hacer un poco más de estiramiento físico, para preparar el cuerpo para la falta de movimiento cuando nos sentamos en meditación. Antes de la meditación, es recomendable evitar cualquier excitación innecesaria, incluido el café, los medios y la conversación. Un breve paseo matutino, contemplar las flores, sentarse junto a un fuego natural, limpiarse la garganta y las fosas nasales[224] y lavarse suavemente la cara, la boca, las manos y los pies[225] se consideran beneficiosos[226].

Después de la meditación, los ejercicios físicos más intensos son lógicamente seguidos por el baño y el cambio de ropa. Solo entonces nuestra energía está realmente lista para formular algunas intenciones para el día siguiente, planificar con anticipación y tal vez realizar algún ritual devocional para apoyarlo. Un buen pero ligero desayuno disfrutado en conjunto lógicamente viene a continuación. El tiempo libre que quede se puede dedicar a la expresión artística, a hacer música, al estudio de las

---

[222] Como se vió en el Capítulo 7.

[223] En Bélgica, donde vivo, los horarios de salida del Sol varían de 4:45 a 8:45 am, por lo que centrar el horario de la mañana alrededor del amanecer simplemente no es viable durante parte del año.

[224] La práctica conocida como *"Neti"*.

[225] Esto se llama el *"Panch Shnanam"* o los "cinco baños", lavarse la cara incluyendo la boca, dos manos y dos pies.

[226] Véase para muchos más detalles "The Glory of Waking Up": "Dhanwantari" por Harish Johari, Rupa Publications India 2001.

escrituras, a escribir un diario, etc. Luego viene, de hecho, el momento más obvio, si se desea, para verificar lo que está sucediendo en el mundo a través de los medios de comunicación de nuestra elección, antes de moverse más hacía al mundo y al trabajo[227]. Lo anterior solo da una idea de qué horario matutino podría funcionar, mientras que cada uno tiene que tomar su propia decisión al respecto, y puede variar de un día a otro.

Sin embargo, todo el mundo ha experimentado lo fácil que es despertarse renovado si uno siempre se despierta a la misma hora. Ese es el caso de muchos otros aspectos de nuestro ritmo diario, mejorando el sueño, la digestión, el movimiento intestinal y la meditación. Conciliar el sueño será mucho más fácil si nos acostamos siempre a la misma hora. Otro momento que determina tantas otras cosas es el de las comidas diarias.

El efecto de la digestión en nuestra energía es bastante fuerte y la digestión adecuada no puede ocurrir si después de comer hay demasiado movimiento. Cualquier ejercicio físico serio debe realizarse siempre antes de las comidas, es decir, antes del desayuno, el almuerzo o la cena[228]. La digestión se puede apoyar con una caminata suave después, lo que ayuda al trabajo de la gravedad. El tiempo después de las comidas es ideal para una actividad física o mental más relajada, convivencia y algo de entretenimiento. Cualquier actividad mental inspirada es más fácil cuando no estamos bajo la influencia *Tamásica* de la digestión.

Dormir poco después de las comidas es una receta para el estreñimiento y la gastritis. Es mejor evitar los refrigerios intermedios, para que nuestro sistema digestivo tenga tiempo de limpiarse entre comidas. Eso reduce considerablemente la presencia de materiales de desecho en

---

[227] Aún bajo mucha presión de los puntos de vista más occidentales sobre el trabajo, tradicionalmente en India la gente iba al trabajo a eso de las 10 am, aunque se levantaban bastante temprano.

[228] En demasiados centros de yoga, la falta de comunicación sobre este tema es un grave error.

nuestro sistema que pueden contaminar nuestro estado de ánimo[229], así como crear problemas de salud como la aterosclerosis. En caso de desequilibrio físico, mental o emocional, la desintoxicación puede ser fundamental para recuperar el equilibrio. Tanto el yoga como el *Ayurveda* ofrecen muchos medios para ese fin[230].

Si bien el desayuno debe ser liviano para apoyar las actividades sáttvicas de la mañana, es posible que deba contener suficiente energía para apoyar las actividades durante el día. Cualquier comida más pesada se puede digerir más fácilmente si se come antes del atardecer. Las comidas copiosas tomadas después de la puesta del Sol pueden estimular los *Rasas* más *Tamásicos*, como el miedo o la depresión. En términos generales, después de la puesta del Sol es el momento ideal para un entretenimiento ligero a fin de evitar emociones desagradables.

Antes de ir a dormir, se debe reservar al menos una hora para calmar adecuadamente nuestro sistema, considerando también cómo demasiada luz antes de dormir puede perturbar el proceso de sueño[231]. Masajear los pies y peinarse antes de acostarse puede ayudar a inducir el sueño. Si el sueño se altera de forma crónica, representa una importante llamada de atención de que el estrés debe reducirse de alguna manera o se requiere una curación más profunda. Para aquellos que pueden permitírselo, la meditación es igualmente posible hacia la mitad de la noche, cuando el mundo exterior se ha vuelto realmente silencioso, incluido el campo mental común.

EL CICLO DE LA LUNA

Quizás el ciclo natural más pasado por alto en la sociedad moderna es el de la luna, aunque sus efectos son visibles en toda la naturaleza. En luna llena la tierra se mueve más o menos entre el sol y la luna. Durante

---

[229] Llamada *"Amma"* en sánscrito.

[230] Entre los cuales se encuentran los famosos *"Panchkarmas"*, varios ayunos y también muchas posturas de yoga y ejercicios de respiración.

[231] El impacto de todo tipo de luces y pantallas en la melatonina también es bien conocido en Occidente.

este tiempo, la atracción gravitatoria del sol y la luna ocurren en direcciones opuestas. Como resultado, las energías solar y lunar están menos equilibradas. Se podría decir que alrededor de la luna llena, la brecha entre los hemisferios lunar y solar del cerebro, entre el sentimiento y el pensamiento, se vuelve más amplia. Este desequilibrio significa que la energía emocional se vuelve más pronunciada, lo que aumenta la posibilidad de arrebatos de ira y ansiedad, pero también permite un gran sexo y festejo.

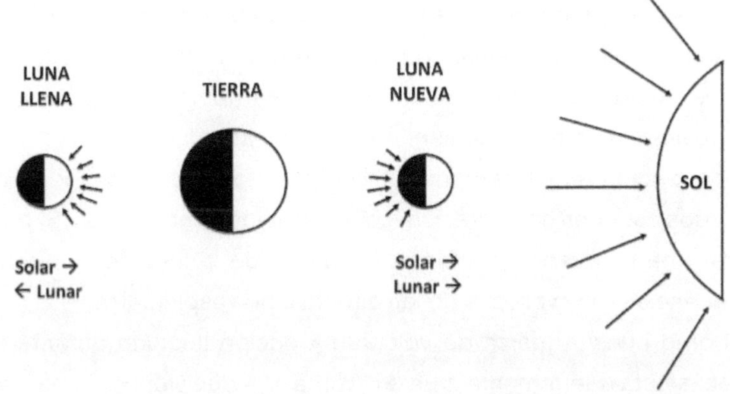

imagen 30. – Impacto del Ciclo Lunar en la Energía Solar y Lunar.

En luna nueva, el sol y la luna están más o menos en el mismo lado de la tierra. Entonces el sol y la luna tiran en la misma dirección y las energías solar y lunar están más equilibradas. La energía emocional se vuelve menos pronunciada, lo que puede crear más calma, pero puede aumentar los sentimientos de tristeza, preocupación y depresión, debido a la falta de pasión y confianza.

Respetar el ciclo lunar en nuestra planificación mejorará enormemente los frutos de nuestros esfuerzos[232]. Por ejemplo, nunca intente organizar una gran fiesta en luna nueva, porque la energía de las personas será

---

[232] El ciclo lunar ha estado en mi agenda por más de 30 años.

baja. Sin embargo, si alguna cena familiar presenta el peligro de demasiadas peleas, un momento de luna nueva podría ser ideal para ayudar a evitar eso.

Es aconsejable tener en cuenta el ciclo lunar al variar nuestra secuencia de meditación. Alrededor de la luna nueva podemos lograr más fácilmente una paz profunda en la meditación, mientras que nuestra disciplina diaria y la fase de concentración pueden debilitarse por falta de fuerza de voluntad. Esa fase entonces tal vez debería tomar más tiempo, paso a paso aumentando nuestra concentración. Alrededor de la luna llena, es más probable que se necesite meditación para reducir el estrés y, en ocasiones, es posible que no logre mucho más que eso. Entonces es posible que necesitemos reservar más tiempo para la relajación antes de nuestra meditación, mientras que nuestra fuerza de voluntad de concentración será más fuerte. Obviamente, todo eso depende de qué tan logrados estemos en relajación, concentración y meditación. Si podemos lograr una meditación profunda alrededor de la luna llena, puede traer experiencias muy valiosas de las dimensiones espirituales.

Como nuestra fuerza de voluntad y pasión fluctúan durante el ciclo lunar, afecta fuertemente nuestra toma de decisiones. Especialmente cualquier decisión sobre nuevas disciplinas espirituales debe ocurrir en el momento adecuado. La luna nueva proporciona la calma para la reflexión sabia en la preparación de cualquier decisión, pero nuestra fuerza de voluntad es a menudo demasiado débil para tomar decisiones realmente valientes. Se dice que cualquier cambio realizado o decisión tomada en la luna nueva en sí misma no es duradera, sin fuerza. Las decisiones importantes deben ocurrir dentro del período que comienza unos días después de la luna nueva, hasta unos días antes de la próxima luna llena. A medida que la energía emocional y la pasión sigan subiendo hacia la luna llena, cualquier decisión que afecte, por ejemplo, al ritmo diario será fácil de respetar. Por lo tanto, cualquier nuevo hábito ya estará bien establecido para cuando salga la luna llena.

Lo ideal es evitar tomar decisiones importantes durante unos días alrededor de la luna llena. Fácilmente pueden volverse demasiado emocionales, demasiado drásticos, sobreestimando nuestras habilidades, exagerando nuestros deseos fuera de proporción. Asimismo, no es el momento adecuado para entablar importantes discusiones afectivas con la pareja, amigos, familiares y compañeros de trabajo. Durante el período entre la luna llena y la luna nueva, todas las decisiones importantes deben evitarse si es posible y la energía cada vez menor debe usarse para mantener cualquier disciplina que hayamos decidido antes de la luna llena. Es un momento ideal para terminar cualquier proyecto o hacer algún mantenimiento. Si es posible, el tiempo alrededor de la luna nueva debe estar vacío de objetivos y demasiado trabajo.

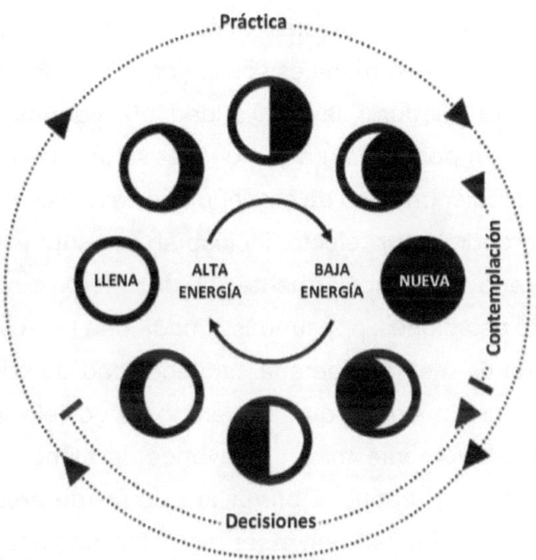

Imagen 31. – Sincronizando Decisiones con el Ciclo Lunar.

La luna nueva y la luna llena son momentos especiales en los que la conexión con el mundo espiritual es más pronunciada. Los rituales de los ancestros son particularmente fructíferos en luna nueva, ya que los ancestros estarán más tranquilos y receptivos. Otros rituales dirigidos a energías superiores no son muy efectivos durante este tiempo, ya que se alejan más de la dimensión de la Tierra. La luna llena, por otro lado, es ideal para trabajar con energías espirituales superiores. La emotividad es particularmente adecuada para el *Bhakti Yoga* y definitivamente también para los rituales de fuego[233].

Las mujeres tienen su propio ciclo lunar de menstruación, por supuesto, que se dice que está idealmente sincronizado con el ciclo lunar real. Al carecer de experiencia directa, prefiero no comentar sobre el tema, excepto para decir por experiencia indirecta que el ciclo de una mujer puede ser extremadamente importante para respetar en cualquier planificación.

OTROS CICLOS NATURALES

Como el trabajo suele afectar a cómo se vive cada semana, por lo tanto, algunos hábitos semanales son lógicos. Pueden ser especialmente necesarios para asegurar la regularidad en algunas actividades que consideramos importantes para nuestra salud mental, emocional y espiritual. Cualquier práctica de este tipo que se realice menos de una vez por semana tendrá poco efecto, incluso si, por supuesto, un "especial" ocasional puede ser particularmente útil y fructífero.

Las cuatro estaciones, por supuesto, cada una tiene su propia energía particular, que es mejor respetarla. La necesidad de comer y dormir en invierno aumenta, mientras que en verano es posible que necesitemos beber considerablemente más. Los ayunos de alimentos son entonces más lógicos tanto durante la primavera como durante el verano. Las actividades al aire libre tienden a ser reemplazadas por más actividades de interior durante el invierno, lo que aumenta en gran medida la necesidad de ejercicios de respiración. El aire en interiores tiene menos Prana, dependiendo también de una ventilación adecuada. Contrarrestar cambios astrológicos importantes puede requerir prácticas particulares, que en la cultura Hindú están aseguradas en gran medida a través de su extenso calendario lleno de celebraciones y festivales espirituales.

---

[233] Conocido como *"Havan"*, *"Homa"* o *"Agnihotri"*.

HÁBITOS A EVITAR

Si bien podemos fortalecer los buenos hábitos asegurando la regularidad, podemos debilitar los hábitos menos deseables rompiendo su regularidad. Mientras sintamos que no podemos soltarlos por completo, no debemos permitir que se arraiguen más. Se recomienda romper el tiempo de cualquier mal hábito, así como ayunar regularmente de dicho hábito durante tanto tiempo como podamos. Se trata de un ayuno de comida semanal o de un día a la semana sin azúcar, evitando siempre fumar a horas determinadas, no beber alcohol todas las noches, no ceder a la necesidad de ese enorme pastel de los domingos, entre otros.

Los hábitos poco saludables suelen estar respaldados por la infelicidad. Por lo general, se recomienda promover primero hábitos más saludables que aumenten nuestra felicidad, antes de abordar cualquiera de los hábitos a evitar.

13
MEDITACIÓN

Cuando se enseña la meditación, por lo general solo se presenta un método, lo que realmente no tiene ningún sentido. Todos son diferentes. Algunas personas son bastante emocionales y necesitan un enfoque diferente al de las personas que son muy racionales. Algunas personas son hiperactivas y necesitan más tiempo para relajarse. Algunas personas se concentran con mucha facilidad, pero tienen dificultad para soltar el control, lo cual se requiere en las últimas etapas de la meditación. Y otras personas tienen dificultades para concentrarse, pero una vez que logran la concentración, es muy fácil rendirse y entrar en un tipo de meditación más pacífica con menos fuerza de voluntad involucrada. Algunas personas son más visuales mientras que otras prefieren trabajar con palabras, con *mantra*, con la parte auditiva de nuestro cerebro. Algunos simplemente adoran los *mantras* y otras cosas exóticas de la India. Algunos prefieren algo más abstracto como el Ser Interior, la eseidad pura, el aliento o algo más personal o perteneciente a su propia cultura.

Por lo tanto, todas estas diferencias y preferencias deben ser consideradas. Pero podemos tratar de no ser demasiado obstinados acerca de las diferentes prácticas de meditación, que nuestro ego no se interponga en el camino. Lo que sea que funcione, podemos intentarlo, sin tener ideas fijas previas. Una vez que probamos algo, sabremos si funciona para nosotros, lo cual es una cuestión de hecho, no de opinión.

¿POR QUÉ MEDITAR?

Hay un objetivo a corto y uno a largo plazo en la meditación. El objetivo más directo es simplemente traer más paz a nuestras vidas. Todos queremos la paz, pero rara vez le damos una oportunidad. No está en la naturaleza de la paz pedir atención. Las personas, los trabajos, los sentimientos, las pertenencias, etc., todos piden nuestra atención, pero la paz no. Entonces, solo si le prestamos atención, algún lugar en nuestro ritmo diario, podemos encontrarlo. La meditación trae el poder de la paz a nuestras relaciones, trabajo y salud. Mejora la calidad y claridad de vida. Nos volvemos más amos de nosotros mismos. Nos convertimos en amos de nuestra mente y su energía emocional. De esa manera podemos crecer, generando cada vez más conexión con la energía no dual del Ser Interior. Desde el primer día de iniciar alguna práctica de meditación, la paz aumentará, siempre y cuando no permitamos que la frustración entre en juego.

El objetivo a largo plazo de la meditación es llevarnos verdaderamente al interior, donde residimos nosotros mismos como pura energía consciente, siempre en paz y beatitud. La verdadera meditación profunda nos permitirá después conectarnos con ese Ser Interior interno cuando queramos en la vida, pero eso primero requiere al menos una o unas pocas experiencias muy profundas de ella. Una vez que hayamos tenido esa experiencia completamente pura del Ser Interior, será bastante fácil permanecer en paz pase lo que pase. La meditación profunda a la larga realiza así verdaderamente el principal objetivo del yoga: ser felices cuando queramos, independientemente de lo que suceda.

Este es un objetivo a largo plazo, porque obtener una verdadera experiencia de meditación profunda[234], donde la consciencia del cuerpo realmente desaparece, requiere mucho trabajo y tiempo para la mayoría de las personas. Es un proceso en el que crecemos en nuestra práctica, y luego, lentamente, comienza a ocurrir la absorción real en el Ser Interior,

---

[234] *"Samadhi"* o Absorción.

lo que trae una gran transformación de nuestra personalidad. La meditación profunda puede eliminar muchos bloqueos sub-conscientes, frustraciones y cosas que nos impiden ser quienes queremos ser y quienes realmente somos. La meditación no es el objetivo del yoga, pero ciertamente el camino del yoga pasa por la meditación. Hacer pasar este proceso como una pequeña morada en silencio, mientras permanecemos completamente conscientes de nuestro entorno y nuestros pensamientos, no le está dando mucho crédito al verdadero objetivo de la meditación. Esa fase en realidad pertenece al comienzo de la quinta rama del *Ashtanga Yoga*, cuando estamos listos para retirarnos hacia adentro.

APRENDIENDO A MEDITAR

Para muchos, la meditación es un gran obstáculo y eso es realmente una lástima. Todo el mundo puede aprender a meditar. Solo necesitamos dedicarle un tiempo regularmente, saber adecuadamente lo que estamos tratando de lograr y adaptar nuestras técnicas según nuestras experiencias. Llevo más de 40 años meditando y sigo aprendiendo. Siempre hay algún tipo de evolución. En todo momento hay cosas que aprender y probar y, de esta forma, la práctica va evolucionando. Se vuelve mucho más fácil rápidamente para la mayoría de las personas, pero todavía hay capas sobre capas de aprendizaje. Esto es especialmente cierto una vez que comenzamos a alcanzar la meditación profunda, que tiene muchas etapas. Estas son capas dentro de nosotros mismos, ya que existen dentro de las muchas dimensiones del cosmos, las que tenemos que encontrar, disolver y dejar ir.

En primer lugar, este aprendizaje requiere hacer. Demasiadas personas están pensando en la meditación en lugar de hacerlo, por lo que debo enfatizar algún hábito de meditación diario. Sólo mediante el ejercicio regular podemos avanzar. Lo que esté escrito aquí son solo palabras en papel hasta que alguien lo pruebe. Una vez que realmente hemos practicado alguna técnica y podemos hablar sobre ella con nuestras propias palabras, solo entonces hemos adquirido verdaderamente la habilidad y la comprensión, y pensar en ello tiene sentido.

La práctica diaria es igualmente importante para permanecer en paz con nosotros mismos. Si practicamos, podemos aceptar más fácilmente que somos imperfectos. Mientras no haya práctica, la espiritualidad son solo historias que pasan por nuestra mente. Entonces muy fácilmente nos sentimos insatisfechos con nosotros mismos e incluso nos alejamos del camino espiritual, porque crea demasiados problemas en el "ego espiritual"[235]. Pero si practicamos regularmente, entonces sabemos que poco a poco vamos avanzando. Un trabajo en progreso requiere trabajo. Algunos de nosotros estamos muy ocupados durante el día y tenemos poco tiempo para la práctica diaria, pero aun así podemos ser pacientes, siempre y cuando aprovechemos al máximo el tiempo disponible. De alguna manera, si hacemos el esfuerzo, entonces la vida proporciona el tiempo y un poco más, para hacer aún más.

Aprender a meditar implica tomar decisiones. Es importante señalar que, si bien todo el mundo es tan diferente y único, el proceso real es algo similar para todos. Solo cuando tengamos una idea del proceso general, podremos tomar nuestras propias decisiones dentro de este proceso. Lo que debe suceder es básicamente lo mismo todo el tiempo, la forma en que podemos hacerlo es totalmente individual.

Partiendo de una intención clara, relajamos cualquier parte de nosotros que se sienta tensa en el cuerpo, la respiración y los sentidos. Luego nos retiramos voluntariamente hacia adentro y concentramos nuestra atención en el objeto de meditación, hasta que alcanzamos la estabilidad de la meditación sin esfuerzo. Luego permanecemos en ese estado, hasta que naturalmente el sentimiento de ser quien hace desaparece y ocurre una meditación profunda. Este capítulo trata de

---

[235] Podemos apegarnos demasiado a nuestros logros espirituales, y aunque estos son apegos beneficiosos, pueden crear muchos problemas.

esbozar el proceso y señalar las principales opciones. Para profundizar en el tema se necesita de otro libro[236].

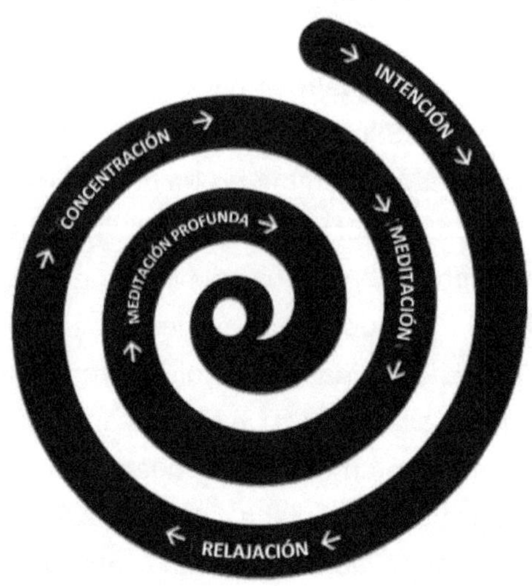

imagen 32. – El Proceso de Meditación

INTENCIÓN DE MEDITAR

La meditación significa dejar ir todo lo demás. Todo el día, estamos tan involucrados con todo y con todos y luego, de repente, nos sentamos en nuestra alfombra de meditación y esperamos dejar todo eso. Por eso es beneficioso formular una intención clara, afirmándonos que queremos meditar y por qué queremos hacerlo.

Expresar una intención adecuada en realidad significa contemplar un poco. En la contemplación no solo pensamos: "Ahora quiero meditar", sino que tratamos de sentirlo, experimentar su valor. Al tratar de sentir nuestra intención desde un nivel más profundo, gana poder. Se aconseja expresar nuestra intención en el interior y luego dejarla colgar en nuestro espacio interior, concentrarnos en ella sin pensar en ella. De esta manera, el poder

---

[236] Hasta entonces, puede ver la serie de 12 clases de "Personalized Meditation" en youtube.com/youyoga, de las cuales se está elaborando una versión de libro.

de su sentimiento se manifestará y podremos pasar a la práctica con plena convicción.

Formular alguna intención también se trata de tener un plan de meditación. Esto evita pasar demasiado tiempo pensando en lo que vamos a hacer, mientras estamos meditando. Nuestra secuencia particular de meditación de ese día debe ser clara, incluyendo el tiempo asignado a cada parte. Eso significa que podemos ser flexibles en el camino, pero no debemos saltar de una práctica a otra como un conejo. Definitivamente es recomendable establecer un tiempo para nuestra práctica, de lo contrario la mente encontrará fácilmente alguna excusa para detenerse prematuramente. Al recitar *mantras*, el uso de un rosario[237] es tradicional, pero también se puede usar alguna suave señal de alarma. Mantener constante una secuencia particular durante un período de tiempo[238] implica el poder bastante milagroso de la repetición.

Nuestra intención puede ser apoyada desde el mundo espiritual, invirtiendo en un pequeño ritual al comienzo de cada meditación. Pedir ayuda para una meditación más fructífera de cualquier energía divina por la que nos sintamos atraídos, definitivamente funciona. Es otra forma obvia a través de la cual podemos tener alguna experiencia del mundo espiritual. Esa ayuda viene principalmente como relajación, y cuando alcanzamos la etapa de meditación profunda, cuando nosotros mismos nos retiramos al mundo espiritual. La concentración es nuestra voluntad, nuestra libertad, nuestra intención, por lo que nunca podemos pedirlas. Este tipo de ritual puede llevar apenas uno o dos minutos, ofreciendo mínimamente algo de luz, algo de agua, alguna hoja o flor, algún incienso y algún *mantra* u oración, siguiendo la misma ciencia tántrica explicada para los rituales de los ancestros[39].

Los siguientes ejemplos pueden ser inspiradores para formular una intención de meditación más personal. Es recomendable que sea breve,

---

[237] *"Mala"* en sánscrito, que significa "guirnalda".

[238] Se indican diferentes plazos: 11, 27, 40, 54 hasta 108 días o más.

[239] Véase el Capítulo 10.

no más de unas pocas líneas que aprendemos de memoria y probablemente repetimos en silencio al comienzo de cada sesión de meditación:

En este momento, acepto el mundo tal como es.
En este momento, me acepto como soy.
En este momento, solo importa la paz.

Aprovecho este momento para transformarme.
En esencia, no soy diferente de los demás.
La transformación solo requiere tiempo y esfuerzo.
Soy un gran trabajo en progreso.

Todos los días doy un paso adelante.
Cada día, permito que la paz haga su magia.
En este momento, dejaré que la paz sea.
En este momento vuelvo a mi esencia divina.

Acepto que mi cuerpo y mi mente se resisten a permanecer quietos.
Con paciencia y amorosa bondad,
los llevaré al silencio.

Que me ayuden las energías iluminadas del universo.
Dejar que mi esencia divina salga adelante.
Que haya paz, paz y sólo paz.

RELAJACIÓN

Dependiendo de cuán relajados nos sintamos o no, a menudo también relacionado con cuán estresante ha sido nuestro día o nuestra noche, es posible que necesitemos un poco de relajación de todo nuestro ser antes de comenzar a meditar. Cualquier parte de nuestro ser que no esté relajada nos molestará en las próximas fases. Si el cuerpo no está relajado, nos va a doler y nos sacará de nuestra concentración. Lo mismo ocurre si nuestra energía *pránica* emocional no está en equilibrio o cuando nuestros sentidos parecen demasiado sensibles[240].

Primero, la postura y la respiración deben ser estables, de modo que nos volvamos como una estatua que respira suavemente y sin esfuerzo. Si no podemos sentarnos cómodamente, sin dolor, ¿cómo podemos meditar? Desarrollar una postura sentada estable y cómoda es un tema demasiado amplio para abordarlo aquí en su totalidad. Por supuesto, meditar en una silla o acostado no puede llevarnos a la meditación profunda. Como entonces perderemos la consciencia del cuerpo, nos dejaremos caer de la silla o nos dormiremos donde estamos acostados[241]. Sin embargo, todos pueden encontrar una manera de sentarse cómodamente usando accesorios en los lugares correctos, asegurando que nuestra columna esté relativamente recta. De esta manera, la energía puede moverse fácilmente hacia arriba y realmente podemos sentarnos cómodamente sobre nuestra columna vertebral y los huesos involucrados al sentarse.

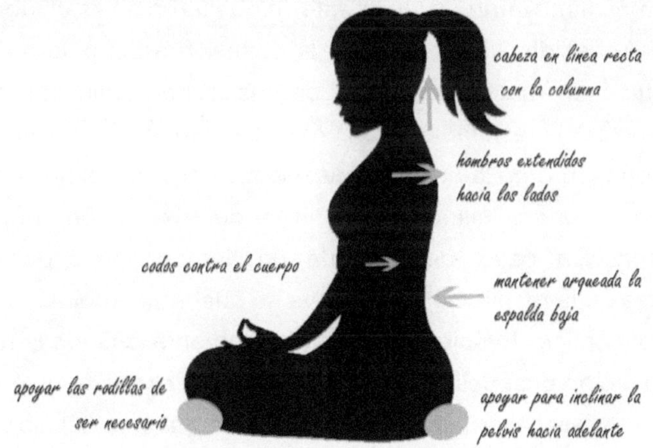

imagen 33. – Sentándose sobre la columna en meditación

---

[240] Cuerpo, *Prana* y Sentidos corresponden a las ramas 3, 4 y 5 de las ocho ramas del *Ashtanga Yoga*.

[241] Se sabe que algunos yoguis muy avanzados entran en meditación profunda (*Samadhi*) mientras están acostados, lo que a menudo se hace cuando el Samadhi debe permanecer durante días o semanas. Por lo tanto, es posible y también el objetivo final de la práctica del "sueño yóguico", conocido como *"Yoga Nidra"*.

La mayoría de las personas necesitan sentarse en el costado de algún cojín o manta enrollada, de modo que la pelvis se incline hacia adelante. De esta manera, mantenemos una espalda baja ligeramente hueca, de modo que nuestra columna vista de lado muestra la curva en S flexible. Nos permitirá sentarnos cómodamente sobre nuestra columna, como sobre un resorte. Siempre que las rodillas no toquen el suelo, usamos algún cojín para apoyarlas, para que los músculos de las piernas se relajen y las rodillas bajen gradualmente[242]. La cabeza debe estar ligeramente inclinada hacia adelante y suavemente tirada hacia arriba, como si estuviera en una cuerda. Los hombros no deben colgar hacia el frente, sino que se mueven hacia los planos laterales. Mantenemos los codos pegados al cuerpo, dejando que los antebrazos descansen sobre las piernas. Una vez que comienza la meditación más profunda, nuestra cabeza y nuestro cuerpo pueden comenzar a inclinarse en nuestra posición sentada, lo cual está bien.

Mantener el cuerpo inmóvil como una estatua ayuda a silenciar la mente. Cualquier rigidez resultante desaparece fácilmente cuando comenzamos a movernos nuevamente, lo que también es cierto para las piernas entumecidas. Para asegurar la conexión a tierra, la meditación debe ocurrir en un material natural. Podemos usar el movimiento causado en el cuerpo por la respiración más profunda para afinar nuestra postura, hundiéndonos más en la postura más estable con cada exhalación.

Si bien aprender diferentes técnicas de respiración requiere un enfoque paso a paso, después de un tiempo, los aspectos más importantes de la respiración meditativa se pueden combinar fácilmente en un solo ejercicio. Respira lenta y profundamente, usando la retención de la respiración después de cada inhalación, mientras también aplicas la respiración nasal alternativa y la visualización *pránica*. Incluso se puede agregar un *mantra* como un dispositivo de conteo para hacer que el patrón de respiración sea más regular. El resultado de tal esfuerzo integrado será un estado de calma unidireccional, y entonces podremos realmente ir hacia adentro.

Toda la idea de la meditación es ir hacia adentro. Cosas como la

---

[242] Llevar las rodillas al suelo puede llevar semanas o meses de práctica y no debe ser forzado.

"meditación caminando" existen como prácticas preliminares, pero si estamos realmente centrados en el interior, ¿cómo puede una persona normal caminar sin chocar con una pared? La meditación guiada puede llevarnos al interior, pero eso es lo más lejos que puede llegar la meditación guiada. Mientras todavía estemos escuchando a alguien hablar, no estamos totalmente absortos por dentro. Algunas personas sobresalen en relajar a todos hablándoles, haciéndolos pasar por ciertas experiencias, llevándolos a ciertas visualizaciones. Todo esto está muy bien, pero si queremos avanzar más, estamos por nuestra cuenta.

La fase de relajación puede ser larga o corta y finalmente conduce a lo que la gente en estos días llama "atención plena". Eso significa que la mente todavía está llena de impresiones y cambios, pero los estamos observando en lugar de interactuar con ellos. Todavía somos conscientes de los sonidos o pensamientos, pero estamos algo distanciados de ellos, desidentificados, lo que significa que estamos listos para concentrarnos verdaderamente en nuestro interior.

Los sentidos también pueden necesitar alguna purificación primero, usando cuencos tibetanos o lo que sea. La práctica real es que, si bien no podemos impedir por completo que nuestros oídos oigan, podemos dejar de escuchar. Los pensamientos se vuelven entonces como nubes fugaces, nada importante. Si es posible, nos aferramos al silencio interior y dejamos que eso funcione para nosotros por un tiempo, antes de pasar a la siguiente fase de concentración.

CONCENTRACIÓN

La meditación significa dejar de pensar, pero dado que esto es muy difícil de mantener para la mayoría de las personas, al menos podemos pensar en una sola cosa y repetirla. Concentrarse significa enfocarse en un solo objeto. Visualizar las muchas energías que se mueven a través de los chakras, por ejemplo, sigue siendo parte de la fase de relajación. La elección de nuestro objeto de meditación es muy importante, ya que buscamos casarnos con un compañero de meditación que pueda quedarse con nosotros durante mucho tiempo. Si no sentimos una atracción particular en alguna parte, probamos las cosas hasta que la sentimos. A lo largo de la vida, nuestro objeto de meditación favorito puede cambiar, pero un poco de lealtad definitivamente vale la pena. Cuanto más leales somos, más este objeto se vuelve parte de nosotros, ya que nos hacemos parte de él, fusionando nuestras energías.

Tal vez ese objeto sea un *mantra*, o el ser puro, una flor de loto, etc. o tal vez la combinación de un *mantra* y una visual como un *yantra*. Como el objetivo de la meditación es el Ser Interior sin forma, muchos tienden a meditar en un objeto sin forma. Sin embargo, generalmente se ve como una ruta más fácil para concentrarse primero en algo que tiene forma, y luego en lo que no tiene forma[243]. Es la mente la que necesita concentrarse y la mente tiene que ver con las formas.

Sentir amor por nuestro objeto obviamente ayuda mucho a concentrarse en él. Puede parecer importante que encaje en nuestra filosofía espiritual personal. Es especialmente recomendable que el objeto tenga algún poder energético, de forma que no solo sirva como objeto cualquiera, sino que ayudará directamente a relajar nuestra energía y mente. Aquí los poderes particulares del Sonido, el Espacio y el Tiempo alcanzan su papel principal, como se discutió en los capítulos anteriores. *Mantra*, *Yantra* y *Prana* son los principales objetos de meditación energética surgidos de miles de años de experiencia yóguica, entre muchos otros.

Cuando hemos elegido nuestro objeto de meditación, necesitamos darle un lugar dentro de nuestro cuerpo. Si eso no sucede, entonces la mente tenderá a mover nuestra atención a través de varias partes del cuerpo, reportando un poco de dolor aquí, algo de calor allá, etc. Algunos practicantes están literalmente persiguiendo espejismos dentro del cuerpo, sin entender que cualquier sensación ser naturalmente estimulado por nuestra atención. Tal exploración del cuerpo puede ser útil para la autocuración, pero no es meditación. Algunas localizaciones del cuerpo son especialmente adecuadas para albergar el espacio interior en el que colocaremos el objeto de nuestra concentración, ya sea este visual

---

[243] Pasar de un objeto con forma o *"Saguna"* a un objeto sin forma o *"Nirguna"*.

o auditivo. Lo que funcionará mejor depende en gran medida de nuestra naturaleza personal.

A las personas más intelectuales, a las que principalmente les gusta pensar, se les aconseja que elijan el tercer ojo. Además, el tercer ojo es una gran ayuda para la concentración, ya que nuestro enfoque en este centro de energía del 6to *Chakra* equilibra el pensamiento solar y lunar. Las personas más emocionales, que prefieren sentir su camino a través de la vida,

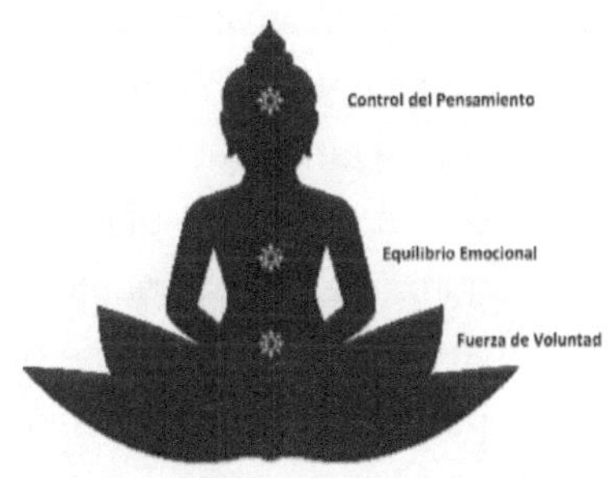

imagen 34. – Centros de Concentración en el Cuerpo.

generalmente se beneficiarán al llevar su objeto al centro del Chakra del corazón, lo que brinda equilibrio emocional. Los verdaderos hacedores, que siempre quieren ver algo de acción, pueden meditar mejor desde el centro del ombligo, aumentando la fuerza de voluntad del 3er *Chakra*. Esto no es una ciencia exacta, así que en caso de duda, simplemente inténtelo. Por ejemplo, un "pensador" podría muy bien beneficiarse al conectarse con el *Chakra* del corazón.

Mientras que la fase de relajación es muy agradable y entretenida, la fase de concentración es como un entrenamiento mental. El esfuerzo podría incluso hacer que nuestra frecuencia respiratoria vuelva a aumentar, lo que es contraproducente para la meditación, cuando debería evitarse. Se requerirá fuerza de voluntad para no permitir que ningún otro pensamiento interfiera con nuestra concentración en el objeto de nuestra meditación. Ahí es donde realmente le enseñamos a nuestra mente que somos el jefe.

La mente es como un perro. Cada perro en alguna fase de su vida necesita que le pongan una correa y necesita aprender a permanecer cerca, hacer lo que diga el jefe. Es lo mismo con nuestra mente. A veces, la mente necesita ser atada, enfocada y concentrada donde queremos. Es nuestra herramienta. Supongamos que nuestras manos o pies empiezan a moverse donde ellos quieren, ¿qué vamos a hacer? La mente se sale fácilmente de control, como algunos perros que no están debidamente entrenados, creando problemas en todas partes si no se los atiende. Entonces, cuando entrenamos nuestra mente, se convierte en nuestro sirviente, como realmente debería ser. Después de un tiempo, se acostumbra tanto que se vuelve como un perro muy fiel. Eso también es mucho más agradable para el perro a largo plazo.

Seguro que hay momentos en los que no es necesario poner la rienda a la mente, como cuando se disfruta de un chocolate, una conversación divertida o una buena novela. Entonces podemos dejar que la mente haga lo que le gusta hacer, que es deambular comentando esto y aquello. Para eso está la mente. Pero en el momento en que decimos: "Para, ven aquí, concéntrate", estará acostumbrado a hacer eso. Dominar la mente es el primer requisito principal para convertirse en un yogui[244], y para eso se necesita algo de ego, se necesita fuerza de voluntad, se necesita el sentimiento de ser quien hace, se necesita perseverancia. Es el tercer peldaño de la escalera al cielo[245], que no se puede saltar.

Esto es para muchos un escollo porque es duro. Aceptemos desde el principio que esto será difícil. Tomará algo de tiempo y esfuerzo llegar al punto en el que podamos hacer la recitación del *mantra* interno, por ejemplo, y muy pocos pensamientos se interpongan. Si no aceptamos eso, solo nos frustraremos. Esta fase es en realidad lo más fácil de enseñar, pero lo más exigente de hacer. Sólo hay una respuesta a cualquier pregunta, que es volver al objeto de nuestra meditación.

Afortunadamente, al principio podemos facilitarlo haciendo que el objeto de nuestra meditación sea un poco más complicado, algo a lo que podamos aferrarnos, una verdadera ancla. Por ejemplo, podemos sincronizar la recitación silenciosa del *mantra* con la respiración o la visualización, dando a la mente más que hacer, lo que hará que sea más

---

[244] El Señor Hindu Shiva, maestro yogui por excelencia, a menudo se muestra sentado sobre una piel de tigre, que representa la mente.

[245] Véase el Capítulo 8 – Crecimiento Natural.

fácil mantenerse enfocado. Eso es definitivamente recomendable si experimentamos pensamientos que perturban nuestra mente durante una sesión, porque entonces la práctica realmente se convierte en una pérdida de tiempo. Si detener la avalancha de pensamientos requiere que nos paremos de cabeza o visualicemos cada carácter de un *mantra*, que así sea. Sin embargo, evite enfocar tanto que los músculos faciales se acalambren, o podría tener dolor de cabeza. Una vez que los pensamientos se calman, volvemos a hacer que el objeto de nuestra meditación sea lo más simple posible. Sólo eso nos permitirá adentrarnos más.

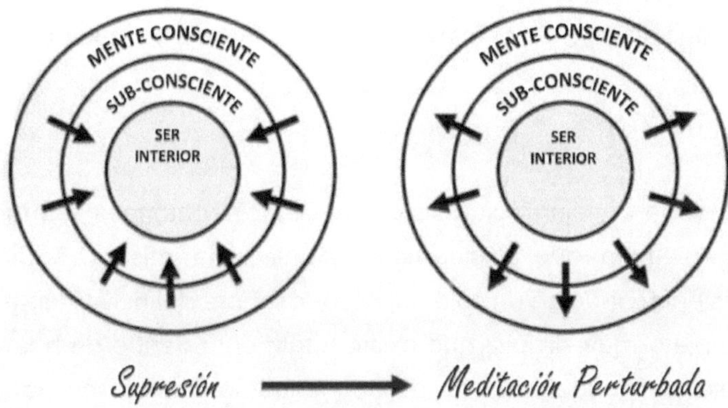

Imagen 35. – Pensamientos Suprimidos Perturbando la Meditación

A algunas personas les cuesta mucho no pensar, porque tienen demasiado en qué pensar. Tal vez tienen demasiados proyectos en marcha en sus vidas y necesitan simplificar las cosas primero. O tal vez es porque han estado alejando demasiado algunos pensamientos. Una vez que comenzamos a integrar la meditación en nuestras vidas, suprimir pensamientos y sentimientos es un lujo que ya no tenemos. Porque esos son exactamente los pensamientos que vendrán a molestarnos una vez que nuestra meditación comience a funcionar. Luego serán traídos a la luz mientras estamos meditando. La meditación mostrará entonces que este o aquel tema es algo en lo que realmente necesitamos pensar. Tal vez sea algo del pasado, tal vez sea algún tipo de deseo o algo en nuestras relaciones, que realmente necesita nuestra atención. Si surge algo realmente importante durante nuestra meditación, lo reservamos para ese momento porque queremos dejar de pensar, pero recuerda que tendremos que lidiar con eso después.

Si nos cuesta concentrarnos, la buena noticia es que la siguiente fase será más fácil. Si esta fase de concentración de la práctica es fácil, la mala noticia es que la siguiente fase será más difícil. Depende en gran medida de nuestra personalidad y de nuestro equilibrio en las energías solar y lunar. Aferrarse con mucha fuerza de voluntad, en realidad cualquiera lo puede hacer, siempre y cuando se haga el esfuerzo. Aferrarse con menor fuerza de voluntad, con el mínimo sentimiento de ser quien hace, es mucho más difícil, y ahí es donde comienza la fase de meditación real.

MEDITACIÓN

Cuando la concentración se vuelve estable, entonces estamos listos para meditar, lo que básicamente significa lo mismo. Todavía nos estamos enfocando en un solo objeto, pero ahora definitivamente debería ser un objeto muy simple, que existe totalmente dentro de nosotros. En esta fase no puede haber más concentración en la respiración, por ejemplo, porque la respiración ocurre fuera de nuestro espacio interior[246]. Solo necesitamos evitar que la respiración se acelere.

Por lo tanto, el objeto debe estar dentro y debe sujetarse con la mínima fuerza de voluntad. Si comparamos la fase de concentración con un apretón firme del objeto en nuestro puño, ahora tenemos que sostenerlo suavemente entre el pulgar y el índice. La meditación es la última hazaña

---

[246] Las personas que están muy concentradas en trabajar con la respiración que es difícil de soltar, podrían enfocarse en la experiencia de energía interna del *Prana*.

de estar simultáneamente relajado y concentrado, del tipo suave de concentración firme.

Este enfoque suave básicamente significa que ya no lo estamos haciendo. Es nuestra mente la que está meditando, y simplemente estamos observando este hacer desde el Ser Interior. En esta fase desaparece paulatinamente cualquier distinción entre el meditador, el objeto de la meditación y la práctica de la meditación, así como cualquier tipo de lucha o esfuerzo. No se resista entonces a volverse uno con el objeto, que no es esencialmente diferente del Ser Interior.

Al igual que en la fase final de relajación cuando observamos las fluctuaciones en una mente distraída, ahora nos convertimos en el observador silencioso de una mente enfocada. Todo lo que esa mente requiere entonces para continuar con la práctica es nuestra plena y pacífica atención. Entonces solo tenemos que perseverar, seguir haciéndolo. Lo que tiene que suceder después, sucede por sí solo.

MEDITACIÓN PROFUNDA

Si podemos permanecer suavemente concentrados en este único objeto durante el tiempo suficiente, entonces la siguiente fase de meditación profunda llega automáticamente. Esto no es algo que podamos hacer, incluso si a través de una larga práctica se puede dominar este no-hacer[247]. Nadie puede "hacer" meditación profunda, porque es un estado del ser totalmente diferente, en el que ya no tenemos el control y, por lo tanto, estamos más allá de hacer. Viene cuando nos enfocamos suave pero persistentemente, con confianza pero atentamente en un solo objeto, por una cantidad de tiempo suficiente. Luego, a través de la ausencia del sentimiento de ser quien hace y de los pensamientos, el ego: que es solo una idea, el que está meditando, abandona temporalmente la escena. Luego nos movemos automáticamente a la mente sub-consciente

---

[247] Harish Johari era capaz de entrar en meditación profunda en cuestión de minutos y después de unos 10 minutos no podíamos detectar más respiración ni latidos del corazón.

y finalmente podemos fusionarnos completamente con el Ser Interior.

La meditación profunda es una especie de trance. Puede sentirse como quedarse dormido, mientras permanece despierto. Ya no sabemos que estamos sentados allí meditando. Entonces estamos realmente absortos en el interior, habiendo dejado la dimensión del mundo físico y, de hecho, después sentimos que hemos estado lejos en alguna parte. La mente consciente ha dejado de funcionar y lo que sucede a continuación es completamente sub-consciente. A menudo no podemos recordar mucho al respecto después, pero nuestra sonrisa lo dice todo. Puede que ni siquiera recordemos nuestro nombre por un tiempo, pero sabemos quiénes somos realmente, con mucha más claridad que antes. La risa, la paz y el amor evidencian al Ser Interior.

Realmente va más allá del alcance de este libro explicar realmente lo que sucede allí. Uno podría compararlo con una especie de hibernación, ya que tanto nuestra respiración como nuestros latidos pueden, en realidad detenerse[248]. Este llamado cuarto estado de consciencia[249] está más allá de lo que se puede describir con palabras, ya que la mente consciente ya no está presente. Sin embargo, se manifestarán cambios notables, una persona tímida perderá toda su timidez, una persona más bien gruñona se convertirá en un placer para relacionarse, y así sucesivamente. Por mucho que podamos entender sobre el Ser Interior, no significa nada en comparación con la verdadera experiencia y la magia del mismo, que viene en la meditación profunda.

---

[248] No hay que preocuparse, no lo notará y si el cuerpo no puede aguantar más, se "despertará".

[249] Junto al estado de vigilia, el estado de sueño y el sueño profundo.

14

VIDA

La ciencia védica también ofrece una respuesta bastante clara a la gran pregunta "¿Por qué?". ¿Por qué vivimos? ¿Por qué el Ser Interior no manifestado produciría la ilusión del universo manifestado? El Ser Interior definitivamente no tiene deseos, como el ser sin forma siempre beato que no puede cambiar, sin cualidades particulares que puedan cambiar. La respuesta lógica es que la tendencia del Ser Interior a manifestarse no es por tanto un deseo intencional, sino por naturaleza. El océano hace olas no porque quiera hacer olas. Simplemente sucede de manera natural.

Entonces, la vida no tiene un propósito particular más allá de sí misma. El Ser Interior se manifiesta sin razón, ya que el Ser Interior existe sin razón. Tanto el Ser Interior como la manifestación simplemente existen para existir. Y lo mismo entonces, obviamente, se aplica a todos nosotros. Depende de nosotros apreciar la vida o no. Ese es verdaderamente nuestro único propósito, si sentimos la necesidad de tener uno.

Vivir la no dualidad significa que no nos tomamos la vida demasiado en serio, viéndola como la ilusión que es. Por lo tanto, cualquier desagrado que traiga la vida tampoco se toma como real. Mientras que la búsqueda de la no dualidad nos hace alejar nuestra consciencia de la vida, la verdadera no dualidad elimina cualquier deseo de huir de la vida. Nos permite jugar alegremente el juego, que requiere dualidad, disfrutándolo sin dejar de ser conscientes de su naturaleza ilusoria. En palabras de Harish Johari, ese es el *summum bonum* de la vida como ser humano.

En cualquier caso, el universo no se manifestó a partir del Ser Interior con el único propósito de volver a encontrar el Ser Interior. Esta idea bastante *ilógica* sigue siendo muy popular en los círculos espirituales[250]. Sería como una persona que vive en un pueblo y toma el automóvil para salir al campo con el único y exclusivo propósito de regresar a casa. Lo que sí tiene sentido es tomar el automóvil, salir del pueblo, disfrutar del campo y luego disfrutar de volver a casa. La iluminación en el regreso a la fuente puede verse como el último y muy agradable nivel jugado en el juego de la vida, pero ese no puede ser el único propósito de la vida. La vida existe para ser vivida. ¿Quién puede mirar una flor y concluir que no tiene ningún propósito en ser lo que es? ¿Que no sería suficiente como está? ¿Y qué impulsa a las personas a verse a sí mismas de esta manera?

La manifestación existe por lo que realmente es, la diversidad infinita siempre cambiante del juego completo de Sonido, Espacio y Tiempo, que se manifiesta naturalmente a partir del Ser-Saber-Beatitud o *Satchitananda* del Ser Interior. Las escrituras apuntan al *Ananda* o beatitud del Ser Interior, como la causa de este deseo. Es la energía del tiempo y del cambio sin la cual el deseo es imposible. Energía, poder, deseo y diosa se usan como sinónimos en muchas escrituras védicas[251]. Por lo tanto, la energía beata del Ser Interior se considera responsable de crear naturalmente la ilusión siempre cambiante del universo, mientras que la consciencia del Ser Interior permanece intacta. Asimismo, siempre somos libres de alternar entre jugar con la energía divina manifestada y permanecer en la paz de la consciencia divina no manifestada, o lograr hacer ambas cosas simultáneamente. Tanta infelicidad es creada por la creencia de que no podemos tener ambos.

La manifestación es un gran patio de recreo y un teatro, irreal como cualquier juego, pero potencialmente bastante entretenido. En esa posibilidad de alguna diversión divina relativamente sin sentido radica

---

[250] Algunas personas creen claramente que el Ser Interior cometió un error y quieren escapar de este universo lo antes posible.

[251] La palabra *"Shakti"* se usa especialmente con todos estos significados diferentes, incluso si también tienen sus propias traducciones.

entonces su propósito. Todo lo que se puede decir es que somos libres de disfrutarlo o no. A medida que maduran los deseos, agregamos significado y profundidad a nuestras actuaciones y entretenimiento, lo que conduce a un disfrute cada vez mayor. Hasta que la historia detrás de una mano amiga, un plato fabuloso elaborado desde cero o una canción escuchada a lo lejos adquieren su propia especie de magia. Hasta que cada segundo se convierte en una verdad absoluta en sí mismo.

Todos conocemos hasta cierto punto la felicidad inherente del Ser Interior. Ese sabor perfecto y sutil del éxtasis se convierte naturalmente en nuestro deseo principal, incluso en la manifestación. Sin embargo, nos engañamos tan fácilmente al buscarlo principalmente fuera de nosotros. El camino del yoga nos enseña cómo disfrutar de la manifestación, mientras permanecemos conectados con la beatitud del Ser Interior interno. A partir de ese sentimiento fino y sutil, la belleza del mundo se revela siempre en su forma divina. De esta manera, la dualidad entre lo manifestado y lo no manifestado puede disolverse y podemos disfrutar de la vida sin perder nuestra felicidad en el proceso. Si la no dualidad no puede ser una forma de vida, ¿entonces qué más puede ser?

Así como el mismo Ser Interior nos invita a jugar a la vida, nos sentimos invitados simultáneamente por ese mismo Ser Interior a jugar al yoga. Cualquier cosa que hagamos en la vida puede ser una práctica, siempre que implique alguna disciplina. Vale la pena tener siempre un juego así en marcha, estimulando nuestro crecimiento espiritual al cuestionar algún apego. Disfrute de los efectos equilibradores de los buenos hábitos basados en la verdadera comprensión de la naturaleza de la energía no dual. Mantén la meditación regular para estar siempre conectado con nuestro ser divino. Con el Ser Interior y nuestra única técnica maestra energética lista, y tal vez un poco de jengibre y agua, nunca seremos engañados por la infelicidad por mucho tiempo. Con el *Advaita Tántrico* energizando nuestro "sexto sentido" de sentimiento no dual, traemos el cielo a la Tierra.

Sin embargo, recuerde que estamos aquí para disfrutar de la vida. Satisfacer ingeniosamente los deseos es una forma de deshacerse de ellos. En este juego de la vida, literalmente no hay nada que perder, ni siquiera tiempo. Sé un *Yogui*, sí, pero siéntete libre de ser un *Bhogi*[252] al menos en igual medida. Deja que una canción te ponga la piel de gallina. Disfruta de la beatitud de estar vivo. Todas las manifestaciones de Sonido, Espacio y Tiempo en el universo no están ahí solo para reconectarse con la fuente. La vida es un espectáculo divino puesto en marcha desde esa misma fuente, un espectáculo de entretenimiento eterno.

Dado que la unión del yoga también se encuentra en el último condimento de la unión, el amor sin medida ni expectativa. Baila esta danza de la vida, reflejando en un equilibrio dinámico cada energía de pareja que podamos encontrar. Juega el juego divino de la vida, sabiendo que es solo un juego, ni más, ni menos. Ser un artista de la vida, guiñando un ojo de vez en cuando a los espectadores, incluyéndonos a nosotros mismos.

Ram Ram,

Peter

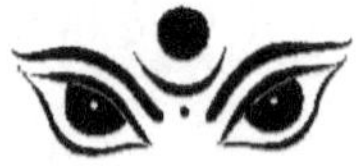

---

[252] Así como un *Yogui* es un maestro de Yoga, un *Bhogi* es un maestro de *Bhoga*, el disfrute.

ANEXOS

1

La comprensión sobre la naturaleza de la no dualidad en el Ser Interior dentro de la tradición del yoga se llama *Advaita Vedanta*, donde *Advaita* significa no dualidad y *Vedanta* significa un cuerpo de conocimiento. El *Advaita Vedanta* es la filosofía más central de la tradición yóguica. Advaita *Tántrico* es la abreviatura de *Advaita Vedanta Tántrico*. Representa el antiguo cuerpo de conocimiento (*Vedanta*) sobre la naturaleza energética (*Tántrico*) de la no dualidad (*Advaita*).

Cuando cambiamos nuestra respiración para cambiar la energía de nuestro sentimiento, eso es en realidad *Tantra*, mientras que la mayoría de la gente lo asociaría más con el *Yoga*. Las prácticas *yóguicas*, *védicas* y *tántricas* se han entrelazado tanto durante milenios que hoy en día son verdaderamente inseparables. De esta manera, *Advaita Tántrico* o *Jnana Tántrico* también podrían llamarse *Advaita Yóguico* o *Advaita Védico*, pero eso simplemente traería menos énfasis en el tema de la energía no dual. Este enfoque precisamente lo hace tan diferente de las enseñanzas de no dualidad más comunes.

En India, las prácticas misteriosas que involucran el mundo espiritual o el uso mágico de la energía *Kundalini* se consideran particularmente tántricas. Sin embargo, se puede decir que el yoga trabaja tanto con la consciencia como con la energía, mientras que la energía es el dominio más exclusivo del *Tantra*. En el contexto de este libro, así es como se usa la palabra Tantra. La diferencia entre las escrituras *védicas*, *tántricas* y *yóguicas* parece interesar principalmente a historiadores y eruditos. Y es incluso mucho más complejo que eso, ya que hay muchas otras escuelas de pensamiento importantes que han contribuido a la totalidad de la comprensión espiritual que está muy viva en la cultura "Védica" actual[253]. Generalmente, cuando hablo de alguna práctica o de la ciencia detrás de ella, me refiero a ella en este libro como simplemente *yóguica*. Sólo cuando señalo en particular algún tema más energético o más bien oculto, me refiero a él como *tántrico*. Sin embargo, en general, si menciono algún origen *tántrico*, *yóguico* o *védico* de cualquier cosa que se presente, nunca pretendo distinguir verdaderamente entre ellos.

2

El secretismo y el simbolismo que son típicos de las escrituras tántricas se originan en parte con un profundo respeto hacia la misteriosa naturaleza divina de la energía. Pretender comprensión haciendo nuestras palabras muy concretas y absolutas es visto como una falta de respeto. Espero no haber cometido ese error aquí, principalmente por señalar siempre la relatividad de todo lo que se puede decir. El secretismo era igualmente necesario para proteger parte de este conocimiento de aquellos que pudieran hacer un mal uso de él. El simbolismo también satisface las necesidades de las personas que, debido a la falta de educación básica, tienen dificultades para comprender y recordar explicaciones más abstractas. Hasta el día de hoy, ese sigue siendo el caso en áreas más rurales o pobres. Cierta familiaridad con el pensamiento abstracto es una ventaja de la educación moderna, además de sus muchas desventajas. La mayoría de las personas ahora pueden captar el significado de conceptos como un vacío que está lleno o la polaridad básica de la energía[254]. Por lo tanto, parece un momento oportuno para traducir los antiguos misterios tántricos a un lenguaje directo moderno[255].

---

[253] Tales como *Samkhya, Nyaya, Vaisheshika, Mimamsa, Vedanta*, etc.

[254] Véanse los Capítulos 6 y 7 respectivamente.

[255] Sin embargo, sus expresiones más simbólicas o visuales pueden incluso tener un valor superior.

3

En ese momento quedé realmente asombrado al descubrir que Sri Ramana Maharishi estaba muy involucrado en la creación de un famoso texto tántrico sobre la Divina Madre Uma por parte de su alumno Ganapati Muni. Incluso se dice que dictó mentalmente los últimos 300 versos del mismo[256]. Igualmente sorprendente fue su frecuente aprobación de un texto antiguo que explica muy claramente la filosofía *Advaita*, pero con varias formas de la diosa como su representación central, muy tántrica, del Ser Interior divino[257]. Poco después, leí el último libro con los dichos de Sri Nisargatta Maharaj, cuando justo antes de morir básicamente equiparaba la Yo-Soy-idad del Ser Interior con la fuerza vital de *Prana* [258]. Con eso realmente lo consiguió, ya que Nisargadatta es sin duda el maestro de *Jnana Yoga* más implacable que he conocido, aunque desafortunadamente no en persona.

Encontré muchas más pistas o indicadores de este tipo, como Shankara, el padre del *Advaita Vedanta* del siglo VIII, escribiendo un famoso texto tántrico sobre los cinco elementos[259]. También Papaji, alumno de Ramana y maestro de Mooji y muchos otros maestros modernos de la no dualidad, refirió muy claramente y con mucha compasión a sus alumnos a prácticas energéticas que son complementarias a la práctica directa de la no dualidad[260].

Como la no dualidad es la filosofía yóguica más central, naturalmente todas las tradiciones y caminos han desarrollado sus propias interpretaciones. Entonces, el *Advaita Tántrico* puede verse simplemente como la contribución de la antigua rama del *Tantra Yoga* a la comprensión general de la no dualidad.

---

[256] "Uma Sahasram", Sri Ganipathi Muni, Sri Ramanasramam India.

[257] "Tripura Rahasya: The Mystery beyond the Trinity", Munagala S. Venakataramaiah, Sri Ramanasramam India.

[258] "Consciousness and the Absolute: The Final Talks of Sri Nisargadatta Maharaj", editado por Jean Dunn, The Acorn Press.

[259] "Prapanchasara Tantra" por Adi Shankaracharya, Louise M. Finn, Balboa Press.

[260] Véase, por ejemplo, "The Truth Is", de Sri H.W.L. Poonja, Red Wheel / Weiser, 1 de enero de 2000.

4

La experiencia personal fue esencial para traerme la comprensión básica de las semillas no duales del Ser Interior y sus manifestaciones primarias en el universo. Sin embargo, existen muchas fuentes para este conocimiento dentro de una variedad de conocimientos tántricos, entre los cuales los diez *Mahavidyas* o misterios[261] han sido los más reveladores para mí. También son diez poderes primordiales y diosas. Por lo tanto, con el verso que se encuentra en la penúltima página de este libro, rindo homenaje a estos diez misterios que también son energías tántricas esenciales. Esta es la traducción de ese verso por Harish Johari:

Kali, Tara, Shodashi, Bhuvaneshwari, Bhairavi, Chinnamasta y Dhumavati, Matangi, Kamala y Bagla Mukhi, son diez Mahavidyas, que son el secreto de todos los Tantras.

5

Debe quedar claro que las palabras no duales no existen. Cuando vemos el silencio, el vacío y la atemporalidad del Ser Interior como no dual, significa que, como palabras, no se oponen a otras palabras, como sonido, espacio o tiempo. Dentro del Ser Interior, el silencio, el vacío y la atemporalidad existen por sí mismos en absoluta no dualidad a cualquiera de sus manifestaciones opuestas en el universo.

Nuestros pensamientos, por lo tanto, nunca pueden captar verdaderamente la realidad de la no dualidad, aunque lo intentemos. También es la razón por la que tantos no pueden ver la no dualidad entre trabajar con consciencia o trabajar con energía. A nuestro juicio debe ser una u otra, siendo en verdad ambas prácticas complementarias por su propia naturaleza.

---

[261] Véase también "Tools for Tantra", Harish Johari, Destiny Books 1988 y mi serie "Mahavidya Mysteries" de 2021 en youtube.com/youyoga.

6

La posibilidad misma de que existan energías no duales en el universo manifestado puede ser un tema de discusión intelectual. Parece depender de que el universo se manifieste o no.

También en las escrituras védicas se dice que el universo está en un ciclo eterno de nacimiento y renacimiento. Cada universo es creado, mantenido y destruido, seguido de un tiempo de no manifestación[262]. Sin embargo, ese período de no manifestación es una contradicción en los términos, ya que sin manifestación no hay tiempo, ya que no hay cambio. El tiempo durante el cual el universo manifestado no existiría, puede verse así como la eternidad de cero segundos.

Las mismas escrituras también afirman que durante ese período de no manifestación, todavía existe una forma muy sutil del universo escondida dentro de las dimensiones más sutiles y remotas[263]. Algunos cambios sutiles aún podrían ocurrir dentro de estas dimensiones, creando tiempo.

De esta forma se puede considerar que el universo existe eternamente, las energías primarias de *Aum*, *Akash* y *Prana* se pueden considerar igualmente permanentes.

---

[262] La llamada "Noche de Brahma".

[263] Los *"Lokas"* más sutiles, véase el Capítulo 9.

ACERCA DEL AUTOR

Peter Marchand enseña Jnana, Karma, Bhakti, Ashtanga y Tantra Yoga. Como entrenador personal que vive en Bélgica, guía a personas de todo el mundo hacia la felicidad, la paz interior y una meditación más profunda. Es un sanador tántrico, siguiendo una antigua tradición chamánica de Nepal. Enseña en línea y fuera de línea, y también dirige una variedad de sesiones de canto de mantras y bhajans. Sin embargo, hasta 2020, todo esto era solo un pasatiempo, además de un trabajo ocupado.

Originalmente inspirado por su maestro Harish Johari cuando tenía 20 años, Peter es uno de los fundadores de Sanatan Society. Esta asociación de familiares y alumnos de Harish Johari se dedicó a difundir sus enseñanzas después de que dejó su cuerpo en 1999. Peter comenzó a enseñar en la India en 2005. En 2006 escribió "The Yoga of the Nine Emotions", seguido de "The Yoga of Truth" en 2007. Casi al mismo tiempo, Peter creó su canal en Youtube, donde en la década siguiente compartió más de 100 horas de enseñanza gratuita. De manera algo accidental, Peter escribió el folleto "Love Your Ego" en 2019, despertando su apetito por más. Al año siguiente, dejó su trabajo habitual y ahora se enfoca por completo en la enseñanza, la escritura, la curación y el entrenamiento.

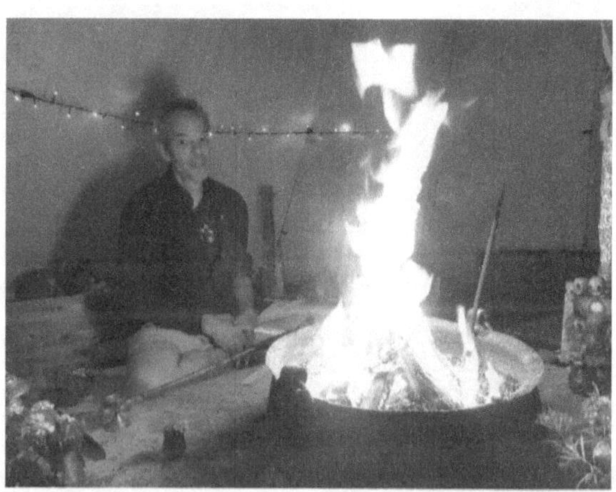

Imagen 36 .
Ritual de Fuego en la tienda Tipi de sanaciónde Scheldewindeke – Bélgica.

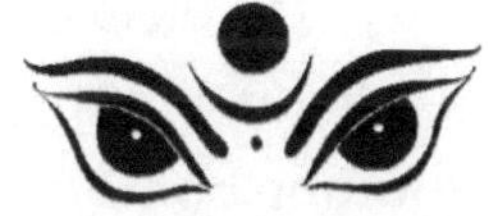

*Kali, Tara, Mahavidya Shodashi, Bhuvaneshwari, Bhairvi,
Chinnamasta cha vidya Dhumavati tatha Matangi siddha vidya cha
kathita Baglamukhi eta Dasha Maha Vidya sarva Tantreshu gopitah.*

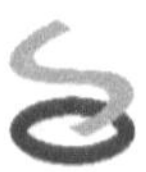

Contacte con el *Advaita Tántrico* a través de

www.tantricadvaita.org

Disfrute de más de 100 horas de las enseñanzas gratuitas
de Peter en

www.youtube.com/youyoga

Contacte con Peter a través de

www.leela-yoga.org para

asesoramiento personal y

sanación a través de

videollamadas y visitas.

Gracias por compartir
sus comentarios
Acerca de este libro en
Amazon y en cualquier
otro lugar... ¡En verdad
es una gran ayuda!

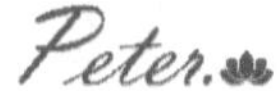